シリーズ【看護の知】

進行がんを
患うひとが
語る「死」

川端 愛

日本看護協会出版会

はじめに

　真夜中の暗い病室に肩を落とし丸まった背中——進行がんを患う方の言葉なき苦悩に触れるたび、看護に何ができるのだろうと考えていた。治療によってがん細胞の増殖を抑えることができないという事実は死を意識し、生きる意味を失い、自分らしくあることを妨げる要因となりえる。このようなあまりに大きな課題は、技術を身につけ知識を増やせば応答できるようなものではない。それでも看護は、「特定の身体機能の回復によってではなく、ただ再び"存在すること"への希望を呼びさますことを通して、最善を尽くすことができる[1]」という。私はこの希望という概念を足掛かりにして研究の始めの一歩を踏み出した。

　本書は研究を進めた順に記述した。第Ⅰ章で2010年度聖路加看護大学（現・聖路加国際大学）の修士課程で行った研究について触れた。希望だけでなく、死に関する経験もまた、欠くことのできないテーマであることに気づき、次に取り組む研究の基盤となった。そして、第Ⅱ章と第Ⅲ章は2016年度聖路加国際大学に提出した博士論文に加筆修正を加えたものである。どちらも希望や死という概念に拘らず、研究参加者の語る経験が必ず何かを示してくれると信じてインタビューを行った。なお、本書において「進行がんを患う人」とは、次の3つの病期にある患者を意味している。がんの再発転移を診断され、がん薬物療法を開始した時期（第Ⅱ章）、がんの集学的治療（以下、がん治療）の終わりに近づいた時期（第Ⅲ章）、がん治療をやめ、緩和ケアが中心になる時期（第Ⅰ章）の患者である。

　20代のころ、私が臨床現場で感じた問いに応えるように書いたつもりである。まずは研究参加者のたくましく生きる様を共有したい。研究参加者の誰もが経験していたように自分の死を自覚することは、どう死に逝くかではなく、どう生きるかを考えることであり、このように問うなかでこそ希望は見つかる。そして、本書を通して"死を近くに感じる"という場合の近さとは何か、"死に直面する"という場合の直面とは眼前に迫るほどなのか、がんを患う方が経験する死について改めて問い直す機会にしたいと思う。

緩和ケアが中心になった時に語られた死

1980年代初頭から、希望をテーマとした看護研究が多様な学問を礎としながら概念的な発展を遂げ、希望には病を生きるためのポジティブな役割があることが広く認識されてきた[3,4]。Farran and Herthは、希望を次のように定義している。

> 人間であることの本質的な経験であり、感情、思考、行動の手段として、自分自身と自分の世界とにかかわる手段として働くもの。また、期待において流動的であり、望んだ目標や結果に至らないという状況においても常に存在するもの[5]

確かに、実現することが必ずしも約束されない希望であっても、いかに非現実的な希望であっても、その実現を願うことはできる。あるいは、希望する対象を持たずにただ希望に満たされているという状態もあり得る。希望する人自身がもつ、実現可能性への信念や確からしさによっても、希望は特徴づけられる。

これまでの研究成果から希望という概念を知り、私は研究の方向性を見つけたかのように、がん治療をやめ、緩和ケアが中心となる人（以下、緩和ケアを受けている人）に研究協力を依頼し、現象学的手法を用いて分析をおこなった[6]。

この研究を終えてみると、希望というよりもむしろ死にかかわる語りが深く強く印象に残った。インタビューを始めた直後から、研究参加者の一人は「いろんな死の準備を全部してきた（Aさん）」と語り、別の方は「死ぬときには何もしなくて済むようにありたいと願ってたら本当にそのようになっちゃいまして（Cさん）」と語った。他の研究参加者も、死が「怖いとかそういうのはない（Dさん）」、あるいは「自分と同じレベルで死とかとらえていない（Bさん）」と語っている。研究参加者が言葉として発する「死」は、どれも〈誰の〉という所有格を付さなくても、〈私の〉と補うことに異論を差し挟む余地はないものだった。

そして〈私の〉死が前提とされるために、未来を語るときには自分自身がいなくなったあとの世界にも視線が向けられていた。

Aさん：私が死んだら、（子どもは子どもで）たぶん一生懸命やるだろう。

Bさん：私がいなくなってしまったとき、（他者の力を借りながら、子どもは）たぶん立ち直るときがくるんじゃないか。

Cさん：（私が）いなくなればなるで、（家族は）また頑張って生きていくだろう。

Dさん：（親族は）たぶん（私の）死に目には会えないと思うが私はそれでいい／（私が）いなくなってからが大変だから、今できることをやろう。

研究参加者は、死が自分に起こりうることを前提として、自分が不在になった他者の世界を想像することが可能であった。しかしながらどの研究参加者も最期まで他者のために懸命に生きようとしていたし、そのように生きる自分を他者の記憶の〈なかに〉残しておくことが、自分不在の世界を生きる他者の助けになると確信していた。だからこそ、死への不安よりも他者との関わりを通して生まれる喜びや幸せを手繰り寄せながら、今を豊かに生きようとしていた。研究参加者はときに涙を流すこともあったが、語りは全体としてポジティブなものだった。インタビューを終えた2〜3カ月後に、研究参加者4名のうち2名が亡くなった。

このような在りようをいかにして得てきたのだろうか。これについて研究参加者たちは「他の人とはちょっと違うかもしれない」「なんでかなあって考えたこともあったけど、でもわからない」と語り、インタビューではそれ以上聞くことができなかった。しかし、始めから自分の死を達観視できていたわけではないはずである。最期のときを懸命に生きようとしている今、すでに過ぎ去った経験は語られてこないのかもしれない。

この研究がひと段落して、キューブラー・ロスの著書に描かれている「死の過程の諸段階」の図[7]を眺めてみると、致命疾患を自覚して衝撃や否認の段階にあるときには、希望のラインが引かれていないことに気づいた。先行研究から希望はどんなときも常に存在すると考えていた私にとって発見だった。Vaillotが言うように「希望を呼びさますことを通して、最善を尽くすこと[8]」が看護であるなら、希望を見失っている致命疾患の自覚について理解を深めていくことが必要なのではないかと考えた。

2023年1月　川端　愛

〈引用文献〉
1）—— Vaillot, M.C.（1970）. 希望：存在の回復, 早坂奏次郎訳, 現代社, 1989.

2）—— Kubler-Ross, E.（1969）：死ぬ瞬間, 鈴木昌訳, 読売新聞社, 2005.

3）—— Farran C.J., Herth, K.A. & Popovich J.M. : Hope and Hopelessness: Critical clinical constructs, SAGE Publications, 1995.

4）—— KyLma, J. : Hope in nursing research: a meta-analysis of the ontological and epistemological foundations of research on hope. Journal of Advanced Nursing, 25, 364-371, 1997.

5）—— Farran C.J., Herth, K.A. & Popovich J.M. : Hope and Hopelessness: Critical clinical constructs, SAGE Publications, 1995.

6）—— 川端愛：がんの集学的治療を断念した患者を支える希望の意味. 日本がん看護学会誌, 29（2）, 62-70, 2015.

7）—— 前掲[2]

8）—— 前掲[1]

執筆者紹介

川端 愛（かわばた・あい）

看護師／山梨大学大学院総合研究部医学域看護学系 准教授

福岡県生まれ。千葉大学看護学部看護学科卒、聖路加国際大学大学院博士後期課程修了。博士（看護学）。修士課程および博士課程において一貫して進行がんを患う方を対象にインタビューを行い、現象学的アプローチの手法を用いて、研究を行ってきた。看護師として病院と訪問看護ステーションで計11年間の臨床経験を経たのち、大学で教育研究職に就き、2021年より現職。

シリーズ［看護の知］は、学術論文として言語化されたすぐれた看護の実践知を、その分野の研究者だけでなく、現場で働く看護職や一般の人々など幅広い層の方に手に取って読んでいただけるよう、読み物として再構成したものです。
本書の元となった学位論文は下記から閲覧できます。

論文情報
川端愛
「治療の終わりに近づいた進行がん患者の経験」
2016年度 聖路加国際大学大学院博士論文 32633甲第147号
doi:10.34414/00013741

目次

I

がんの再発を
生きるということ

1 死にかかわる経験を語る

がん再発の告知を受けたときにも、緩和ケアを受けている人が経験した場合と同じように自分不在の世界が語られてくるのだろうか。がんの再発もまた、がんが治らないとか命が短くなるかもしないという課題に直面するが、死の可能性と治るかもしれないという楽観性との間で揺れ動く経験となる[1]といわれる。また、がん細胞の広がりを抑える治療に取り組むことで、がんの再発によって喪失した希望を取り戻し、人生にある意味を評価し直す機会ともなる[2]。いずれにしても、がんの再発を診断されたあとには、死にかかわる経験が生じると考えられた。

そこで、がんの再発・転移を診断され、がん薬物療法を開始した人(以下、がんの再発を認めた人)に研究参加の協力を依頼し研究を進めることにした[3]。この研究目的は、がんが再発転移した経験について、がんを患う人はどう捉えて語るのかについて記述することだった。一般病院1施設の外科(呼吸器、消化器、乳腺)に研究参加者のリクルートを依頼した。インタビューでは、研究者から死や希望というテーマについては一切問わず、研究参加者の語られるままに任せる非構造化面接法を採用した。

本書では、研究参加者の一人である「学さん」(仮名)が経験したことについて紹介したい。これは、私が日本がん看護学会誌33巻(2019年)に投稿した論文に掲載した事例「Aさん」と同一人物であるが、学位論文として提出した後に再分析を加えたものであり、また投稿時とはテーマと表現が異なっている。

2 学さん

学さんは、50代の男性であり、妻と高校生、中学生になる2人の子どもの4人家族である。幼児教育を専門とする教員の学さんは、特に「子どもと自然」というテーマに関心をもっている。もともと自然に触れることが好きで、ガーデニングが趣味だという。

X-1年の夏頃、「ちょっと調子がおかしい」という程度の、体の不調を感じた。この時は、ストレスフルな仕事が影響したのかもしれないと思い、「まあ胃潰瘍かな」と考えていた。近医でも医師から「胃潰瘍だろう」と診断を受け、薬が処方された。ところが、ひと月経ってもふた月経っても、症状は「全然改善がされない」。「おかしい」という疑いをもち、「胃カメラも2回」したが、新たな病変を「見つけられなかった」。それでも「胃がんの疑いがあるかもしれない」という疑念が残り、X年1月、大学病院を受診し精密検査を受けた。そしてstage Ⅲの「スキルス胃がん」と診断された。同年2月に胃全摘術を受け、その後1年間は経口抗がん剤を内服した。内服終了後は外来で経過観察となった。

X+1年8月、臍部と左腹部のあたりがゴルフボールほどの大きさに「ぼこっ」と膨らんできた。同年11月になるとそこから出血を認めた。医師に診てもらったところ、皮膚科で皮膚組織の病理検査を受けることになった。

この検査結果を聞くために診察室に入ったAさんは、結果を聞くまでもなく医師の顔を見て「再発なのだ」と察知した。放射線療法と点滴による化学療法、温熱療法を開始したところ、膨らみはだんだんと小さくなってきており、現在は外来の化学療法センターで点滴による化学療法を2週に1度のペースで受けている。

■■■■■ 学さんが経験したこと

時間がない

学さんについては時間を追って順に記述したい。そうすることで再発を生きる経験の変容が見えてくる。実際には、がんと診断を受ける前、初めてがんと告知されたとき、再発を告知されたときのことを行き来しながら語っている。

まずは、がんと診断される前に経験された「自分の時間がない」という語りから引用する。これは誰もが経験したことのある日常かもしれない。

学さん：子どもを寝かせつけて。そのあとで、自分の**時間がない**から、夜中までインターネットしますよね。そうしまして、また通勤が遠いので、朝早く（家を）出

ないと混むので。朝早く、もう6時には出る毎日だったんです。ですからほとんど睡眠が取れていないような状態。

学さん：もう病気（がん）になる前まではとにかくそういうことで、稼いだお金で子どもに教育を、稼いだお金で自分たちの生活を豊かにすると。自分の妻も教諭なんですけども、犠牲にしてきたものはすごく大きいんですね。お互い**時間がない**ですから。

　インタビューのなかで、学さんはがんになる前の「時間がない」経験について幾度か語っている。ここに引用したとおり、一日のうち自分のために使える時間がないという意味である。それはこの数行だけでも十分に推し量ることができる。子どもを寝かせつける、遠くまで通勤する、朝早く出る、お金を稼ぐ、子どもを教育する、生活を豊かにするといった行為の集まりがそれを物語っている。学さんは、自分の時間を捧げて家族のために尽くしてきた。それがどのような毎日であったのか、次のように語られる。

学さん：もうほんっとに、「そんな」って思うかもしれないですけど。今まで（がんと診断されるまで）風なんて**全く感じたことなく**生活、風を切って歩くではないですけども、周りのことなんかには目もくれず、こうがむしゃらっていうと大げさかもしれないですけども、そういう毎日を、もう今日は何時に仕事を終えて、（仕事の）あいだにこの病院に来て、（治療経過について医師の）話を聞いて帰って、今日一日、子どもを迎えに行って、塾に送り行って、そういう計画を立て**ながら、常に**歩いている……

　がんになる前の日常は、計画を立てるという思考と歩くという行動とが同時性をもって行われている。思考のために立ち止まることもないような、行為の詰まった毎日である。このような毎日で学さんの目に触れるものは、「周り」ではなく「計画」である。自然に吹く風さえも、自分に触れないよう制御していく。それは、そのときに吹いていたであろう風を「全く感じたことなく」という記憶を残す

ほどである。それほどまでに「時間がない」日々として、周囲には意識が向けられないまま、常に計画をめがけてがむしゃらに過ぎていった。しかしその日常が、がんの告知を受けたことで変わっていく。

世界の感触が変わる

　初めて告知を受けたあと、学さんの日常はどう変わっていくのか。次に挙げるのは医師からスキルス胃がんと告知を受けたときについての語りである。

　学さん：私は、（再発と告知されたときよりも）1回目のほうがやはりショック、1回目というか、最初にスキルス胃がんって言われたときのほうがやはりショックでした。

　学さん：スキルスというのは、比較的若い30代、40代で起こるがんで、全体の10％以下だと本で調べてましたので。これになると**まず間違いなく生きれない**というような感じの文章が多くあった。

　スキルス胃がんは、学さんにとって「まず間違いなく生きれない」ことを意味した。このときに受けたショックについて、学さんは体で受けた「風」の感覚を通して鮮やかに覚えている。以下に同様な2つの語りを挙げるが、特徴的なのは、がんになる前の語りに引き続きここでも「風」がテーマとなっている点である。

　学さん：自然に浸るっていう感覚が全くなくて、**世界が変わってしまうと**。180度変わるっていうのはこういうことかなっていうふうな感じで。感じようとしなくて、もう**風が**、風ってこんなに吹いてたんだっけとか。〔…〕ですから、そういうふうなものが、**見方がぱっと変わってしまうと**。

　学さん：1回目[*1]は、がんっとハンマーで殴られたようなショックという、瞬時のショックだったんですね。ですから、一瞬の、**世界が変わったように**。とにかくもう、それを聞いて（病院の）外に出たときの状況は、一生忘れられないなと

思うのは、今までのただ吹いてた**風が肌に突き刺さる**というか。寒いわけではないんですけども。**風の方向が**右から当たって、また今度は逆に当たってとかいうふうに。すごくそういうふうな**ものの見方が変わった**ように感じたんですね。〔…〕計画を立てながら常に歩いているのが、**全く真っ白**になってしまったと。そういったかたちでがんっというショックだったんですね。

　がんと告知されたあと、「風」は学さんの世界を一瞬で占拠した。それは「肌に突き刺さる」ように、あるいは右から左から「当たって」くるように、学さんの体を揺さぶる。どれも学さんの動きに反する向かい風であり、心地よさとか爽やかさといった肌感覚とは無縁のものである。そのため「自然に浸る」とか、「寒い」という感覚が全く呼び起こされない。ただ吹きすさぶばかりの風の圧を体で受け、しかも風は「こんなに吹いていたんだっけ」と思うほどの新しさもある。それほどまでに「世界が変わった」。

　この引用では、世界の描写が学さんではなく「風」に主格を譲った語りになっていることに注目したい。風を「切って歩く」と語った、がん告知の前とは違い、告知の後には風が学さんに「突き刺さる」のであり、学さんと風との二者間で主格の置き換えが起きている。新たな風が吹く親しみのない世界では、学さんに主導権はなくもはや風を「切る」ことすらできない。

　それは、めがけていく先の計画が「全く真っ白になってしまった」からである。このような状況ではただ立ち尽くし、変わってしまった世界の感触を肌で感じるほかない。

生きるためにすべてやる

　これまでとはまるで違うように感じる世界で、学さんはどう活路を開いていったのか。

学さん：1回目のがんっというショックのあと、**もう真っ白になって**。うわぁ**もう**、何も考えたくないっていう〔…〕、まあ1回目は、それでもこう、**さっと闘っていこ**うみたいな気持ちがあったと思うんですけども。

スキルス胃がんの告知を受けて、「間違いなく生きれない」可能性が突如として現れたことで、「真っ白に」なる、「何も考えたくない」という経験をしたが、これらの言葉に「もう」という語を付して語っているように、学さんは極限の状態であったといえる。何もなくなってしまったかのような一面の空白に浮かび上がるのは、「生きれない」可能性である。この可能性は新たな世界を生きる始まりとはならず、行き詰まるだけである。

だから、学さんはがんと「闘っていこう」という選択をし、生きる可能性のある方角へと「さっと」舵を切っていく。この「さっ」という表現には、切り替えの早さと軽やかさがある。学さんは生きるための闘いに挑んでいく。

学さん：もうとにかく5年間は絶対発病(再発)させないぞ、という気持ちが強かったので。それに向かっていろいろな目標、5年間をどういうふうに祝おう、5年過ぎたらこういうことをしようということで、ビジョンがずーっとあったもんですから、それを**励みに**。そのためには今こういうもの(食事)を摂らないといけないということで、**常に**疑わしいことは、とにかく「らしいよ」という話も含めて、根拠がないものも含めて、たとえば携帯電話も絶対に近くに置かないで遠くに置いたりとか、そういうふうなことから**すべて**やってました。

空白だった世界に、がんと闘い、5年後を迎えるという新たな「目標」をめがけて「ビジョン」が描けたとき、学さんのなかに生きる「励み」が生まれる。

学さんが目標に据えた「5年」という期間には意味がある。がん医療における治療効果は5年を目安に計られるからである。たとえば「5年生存率」という見方がそうである。5年間がんを再発させないでいることは、「生きれない」がんでなくなるかもしれず、その次の命が保証されることを意味する。だから、学さんは5年という目標に向かって「根拠がないものも含めて」「常に」「絶対に」「すべて」やれることはやってきたのである。これらの言葉には、5年先も生きるための闘いを挑む学さんの強い意思が込められている。

❖2──初めてがんと診断されたとき
❖3──がんが再発したときには、子どもとの関わりが励みとなり、学さんを支えていく(後述)。
❖4──後述するように、厳密な食事管理をすることも、一つの例である。

一切の日常を変える

　がんとの闘いに挑む世界では、がんになる前の日常にあった音楽や物に対する関心が、学さんから「全く」「一切」離れてしまう。

　学さん：もうなんか、病気して（がんと告知されて）まずしなくなったのは、音楽を聞かなくなったんです。**もう全く**音楽を聞かなくなりました。それから好きなものを買わなくなったんですよ。あんだけ物欲があったのに、**全く**買わなくなりました。

　筆　者：それは何でですか？

　学さん：えっとですね、**全く**そういう未練がなくなったんでしょうね。〔…〕最初にがんだと聞いたときに、自分の好きなものを誰々にやろうとか、これは誰々に今のうちに譲っとこうとか、そういったことばっかし考えましたし、欲しいものが**一切**なくなったんですね。音楽も**全く**聞かなくなって、音、静かななかで過ごしてた。

　好きな音楽や好きな物を、自分のいる場からなくしていこうとする行為は、学さんのこれまでの日常を消していくようである。それも「全く」「一切」である。そうしながら、学さんはがんとの闘いに集中できる環境を整えていく。

　この語りの直前、学さんは自分の教え子が運転する自慢のアメ車に同乗したエピソードを語っている。教え子は大音量の音楽をかけながら、前に遅い車があるとクラクションを鳴らして車を走らせていた。このときの様子について、学さんは次のように語っている。

　学さん：（教え子は）すごいせっかちで。もう若いなあって。それこそ園の経営をしたいという、〔…〕いろいろな夢が（教え子には）あるんですね、そんなのをこう聞きながら。**常に時間に追われている**というか。すごい面白いんです、自分の若いころを見ているようで。自分もこんなんだったなあってつくづく思いましたし。（昔の自分と）同じペースになって（教え子が）イライライライラしてくるようなところもあって。もうなんか、病気して（がんと告知されて）まずしなくなったのは、

音楽を聞かなくなったんです。（以下、先ほどの語りに続く）

　学さんは、昔の自分と教え子とを同化させて語っていく。教え子の「常に時間に追われている」世界は、学さんががんになる前に過ごしていた時間のない日常と同じである。そこには好きな物や好きな音楽があり、イライライライラという感情もある。

　この教え子という昔の自分の代役を立てながら今の自分を語ることで、がんと告知される前と後での違いが際立ってくる。がんと告知される以前の、常に計画立てられ物や音で溢れていた日常は今はもうない。学さんはがんという告知で一旦空白になった世界をもとに戻したのではなく、全く別の日常を生きていた。

だめなほうに入ってしまった

　初期治療を終えて数カ月が経った頃、左の腹壁が2か所膨らんできた。細胞診の結果、胃がんからの皮膚転移だということがわかった。がんと告知されたあと新たな目標を掲げてがんと闘ってきたものの、5年を待たずにがんは再発した。このがん細胞がどのような性質であるのか、学さんは次のように語る。

　学さん：（腹壁の細胞診でがん細胞が）両方から出た**ということで**、これは再発と言える**ということで**。〔…〕それはもう、いわゆる、胃がんの末期の症状**ということで**。〔…〕皮膚病、皮膚の末期症状**ということなんですね**。その例は日本でも少なくって、症状が出たときはだいたいもう半年だろうと**言われて**。それがやはり**ちょっとショック**でしたね。半年生きるか生きないかということが。

　細胞診の結果は学さんに「半年生きるか生きないか」という余命を突きつけたのだが、学さんは当時得た情報をただ伝聞するかのように、「～ということで」と淡々と語りついでいく。しかし、このあと「ちょっとショック」という表現が「すごくショック」に変わり、次のようにも語り直される。

❖5──この語りのあとに、「車でガンガンガンガンこう鳴らしてこう走ってる」という語りがある
❖6──学さんは、以前、園長をしていた経験があり、それも含めて、「自分の若いころをみているようで」という語りになっている

学さん：再発というのは**すごくショック**でした。今までの5年間、再発しないでとりあえずがんばってみようって、その目標がもう消されてしまって。ああもうだめなんだ、だめなほうに入ってしまったんだと、いうふうなことで。**ぐわぁっと、じわぁっと重たいものがのしかかってきて。**もう働くことも、家族のこととかも時間も少なくなってきて。もう嫌だって、もう自暴自棄みたいな感じになったんですよね。

　がんと告知されたときに掲げた目標はかき消されてしまった。同時に学さんのいる場所は「だめなほう」であり、自分はすでにそこに入ってしまっている。目標を失うことは、学さんにとって生きる可能性を失うことを意味している。

　それを実感させるのは、「ぐわぁっと、じわぁっと」、学さんに襲いかかる重量感である。体全体を「ぐわっと」押され、そして「じわっと」隅々まで浸透し、まとわりついてくる。体全体を「ぐわっと」押され、そして「じわっと」隅々まで浸透し、まとわりついてくる。この感覚には、がんと初めて告知されたときのような一瞬のうちに世界が全くの真っ白に変わる衝撃性はない。また、吹く風が変わってしまった世界の感触を肌で感じるものとも違う。外界が変わるのではなく、学さん全体が重量感に占拠され身動きが取れなくなっていく。

　そして、がんが再発したときに語られた「時間も少なくなってきて」というのは、がんと告知される前の時間がないという状況と異なるものである。前者は人生を分母とした時間であるのに対し、後者は1日を分母とした時間だからである。がんの再発によって時間の感覚が人生に差し向けられ、それによって残された時間を認識せざるを得なくなる。「半年生きるか生きないか」という余命を突きつけられ自暴自棄になるなかで次に何を目標とし、どうビジョンを描けばよいのかがわからなくなっていく。

不安はひとりのときに現れる

　学さんにのしかかってくる重たいものは、「さっと」舵を切ることをさせず「不安」となって日常に潜んでいる。インタビューをさかのぼって引用する。次の語りは、再発の診断後に転移性皮膚がんに対する放射線療法を受けるため、仕事

の合間を縫って通院していたときの経験である。

> 学さん：2回目に言われたときにも、**じわぁっと**ですけども、すごいショックですね。**やはり仕事が手につかない**というか…。〔…〕もう授業（仕事）も持ってましたので。すごく不安だったんですけども。ま、でも講義をしながら、それ以外、毎日治療にあたるというかたちで。講義を終えて、空いた時間にこちらに（病院に）毎日通って、治療を行ったんですね。働いてたり、あるいは治療中は、**そんな不安がない**んですけどね。**ひとりになって**ぼぅっと考えていると、**やはり**不安になって、車の**運転ができない**ような状態というか。（通勤で）長い距離を行き来してるんですね。
> 筆　者：ちょっと距離ありますもんね。
> 学さん：はい。その帰り、途中に、**やはり**すごく不安になって。車を停めるのは時間がもったいないんですけども。ちょっと、ちょっとこう、休憩したりするときに、**やはりじわぁっと**こう不安がよぎるというか。

　不安は「ひとり」のときに現れる。他者とともにいるときには「そんな不安がない」のだが、ひとりになると「やはり」不安が顔を出してくる。この引用で何度も繰り返される「やはり」には、不安はないわけではなく、ただどこかに潜んでいるだけとわかったときの改まった実感を含んでいる。不安はまとわりついて離れない粘っこさをもっており、このありようが「じわぁ」という言葉で表現されている。
　学さんが経験している、この"じわぁとまとまわりつく不安"は、そう容易く扱えるものではない。他者が同じ空間にいようがいまいが、ひとりになる状況がつくられると仕事が手につかなかったり、運転ができなくなったりする。日常の慣れた作業でさえおぼつかなくさせるほどに、不安はぐわっと、じわっという変わらない重みをもって学さんを襲う。問題となるのは、学さんから離れることのない不安のありようである。
　学さんは、不安が居座る世界を幾度もやり過ごしながら、再発がんの治療のために通院し仕事もこなしてきた。

自分のいない「あと」を仮定する

　粘っこさと重さをまとう不安は、「具体的」な現れ方をする。次に挙げるのは、じわぁという不安について私がもう一度話題に取り上げたときの語りである。

> **学さん**：再発を聞いたときの、ふと重いような感じで、「がんっ」ていう感じではなくて、「じわぁ」って表現したのは、より**具体的に**、**もし**自分が死んだ**あと**にはどんなことをしないといけない、子どものこと、子どもにこういったことを伝えとくべきだとか、家族にこういったことは伝えとかないといけないと。あるいは身の周りのものを少しでも整理をしとこうとか、そういうふうな**具体的な気持ち**がすごい**出てきて**。それは1回目のがんっというショックのあと、もう真っ白になって、うわぁもう何も考えたくない、っていうものとは違って、**具体的に**。まあ1回目は、それでもこう、さっと闘っていこうみたいな気持ちがあったと思うんですけども。再発になると、今度、もうそういうふうに楽観視はできないんだといったなかで、**具体的に**保険屋を呼んで話もしましたし、いろいろな財産のこととか、どうしたらいいかとか、そういったところをどこに相談すればいいかとか、そういったことを**ひとりになった**ときにぐーっと考えるような時間があって。それが「じわぁ」という表現ですね。〔…〕**具体的な感じを考え出した**というのが再発のときのショックやったように思いますね。

　がんが再発したとき、学さんが考え始めたのは自分が死んだ「あと」のことだった。生きる可能性に向かって舵を取り続けるのは、もはやただの楽観でしかない。自分が亡くなっても家族の時間は続いていく。この「あと」を思うと学さんのなかで、しなくてはいけないリストが「具体的に」挙がってきた。

　しかし、これらを行動に移すということは、自分のいない「あと」の時間を考えるということであるし、その「あと」の準備を整えていくことでもある。これが具体的であればあるほど実際に「あと」のことがより現実に近づいていく。そのために、学さんはじわっという粘っこさをもった不安に襲われ続けることになる。

　上に引用した「もし自分が死んだあとには」という表現には、「もし」と呼応すべき「ならば」ではなく「あとには」が続く。文法上の形を成していないのだが、

死にかかわる語りにおいて、学さんは必ず「もし」をつけて死を仮定的に扱っている。これがよくわかる語りを挙げてみる。

学さん：もしものことがあったとき、子どもはどうするのかということがちょっとあって、不安になることが多かったですね。

学さん：もしかしてもうこのままっていう気持ちを考えたときに、好きなことを子どもにもさせてあげたいし。

「死」に関する語りでは、このように「もしもの」という仮定法が用いられる。しかし、時間が経つにつれて自分のいない「あと」ではなく、「今」をどう生きるかということに焦点が当たり始める。これについてはもう少し先で述べたい。

再発となって余裕が生まれる

ここからは、がんが再発したのちに変化をみせた食生活と家族との関わりについて記述を試みたい。まずは、初めてがんと告知されたときの「神経がぴりぴりしている」経験から触れる。

学さん：（がんと告知されたとき、子どもは進学を控えた）小学校6年と中学3年で、大事な時期でしたので、自分ももう働きながら治療に専念したいという気持ちが一番ありまして。すごくその気持ちの上でも**神経がぴりぴりしている**っていうか。そういう意欲もあったんでしょうけども。そういうことですぐ復帰を考えました。

がん治療に専念しながら仕事に復帰し、働き、収入を得ることは一家を支える主である学さんにとって重要なことである。この役割を果たすために、ぴりぴりと神経を尖らせながら、再発せず5年間を生きることに目標を置いた。

そこに到達することを目ざして、学さんはがん細胞の発生との関連に根拠のないであろう要因でさえ完全に排除しようとし始める。これがかえって学さんの

神経をますますぴりぴりさせることになる。この「ぴりぴり」や「神経質」という言葉を追ってみたい。

> **学さん**：家族には、もう厳しく言ってしまうようなところがあって。ぴりぴりっていうのは、そういう面では、家族に出たんではないかなと。たとえば、（食事に）**ひとつでも**嫌なものが入っていると、〔…〕「食べたらいかんとあれだけ言ってたのに！」とついついがばっと言ってしまって。〔…〕自分自身が口に入れるものとか、**少しでも**空気のきれいなところ、それから手も**しっかり消毒を毎日**して、そういう自分に対して、ぴりぴりしてたんですね。それが、家族なんかにも当たるというか、甘えるというふうなかたちで出てきたんではないかあという時期がありましたが。それが不思議なことに、再発となってもう**変わり**ました。食べ物に対してもまあいいじゃないかと、ちょっと**余裕をもって**やらないことにはっていう気持ちになったんですね。

　がんと告知されたあと、学さんは体に悪いものは「ひとつでも」排除し、体に良いものは「少しでも」取り入れ、これらを「しっかり」「毎日」実行してきた。このような厳重な管理下において、「自分に対して」ぴりぴりするのだが、このぴりぴりは家族に向けて厳しく言ったり、当たったり、甘えたりという行動となって現れる。しかも「がばっと言ってしまって」というように、それらは勢いよく投げつけられる形で家族全体を巻き込んでいく。

　ところががんが再発すると、このぴりぴりはその真逆とも言える「まあいいじゃないか」という余裕へと「変わる」。この学さんのありようの変化は、当初は「不思議なこと」として語られているが、しだいに少しずつ言語化されていく。食事と子どもとの関わりを通して次に述べてみたい。

感覚に合うように変える

　なぜ余裕をもつことが選択されたのか。学さんは食事について語りを展開していく。再発を機に、食事を厳重に管理することをやめたという語りから引用する。

学さん:（再発後に抗がん剤を）受けてすぐに、食べ物があまり食べれなくなったというのがあって。ちょっと**開き直った**っていうかですね。今まで（がんが再発するまで）は、**すごく食べ物に気を遣って**〔…〕**すごく神経質になった**んですけども。（がんが再発してからは）もうそれを一切やめて**こう好きなものを食べよう**と。〔…〕**なんかこう自分の食べたいものを食べて、なんか楽しい食事のほうがいいんじゃないかな**と思ってですね。〔…〕**なんかこう今日何を食べたい！** というものを大事にしようということに**変えた**んですね。それからはちょっと気分もよくなって。

　学さんが「すごく食べ物に気を遣って」と言うときの「すごく」には、相応の基準がある。上述の引用では〔…〕として割愛したが、たとえば家畜に与えた飼料が明示された肉しか口に入れない、野菜や塩分の摂取量を厳密に量る、玄米しか食べないなど❖10について語っている。この基準に合わせようと学さんは神経質になり、ぴりぴりすることになる。

　語りにある「すごく」という表現と対をなすのは、「なんか」「なんかこう」という表現である。「なんかこう」は、「すごく」と違って、「好き」とか「食べたい」「楽しい」という感情を表す言葉とともに、自分の感覚に合う表現を探していくように語られる。食事の基準を自分の内的な感覚に合うように変えてみると「ちょっと気分もよくなって」きた。

　このように、がんと告知されて以来厳密な管理下に置いてきた食事の「一切」をやめるには、自分の感覚に合わせることへの転換が必要になるが、それには変わったのではなく学さんが「変えた」と語ったように、自らのはっきりとした意思が伴わなければならない。

　食事を「変えた」経験について、学さんは自分自身の「好き」「食べたい」「楽しい」といった感覚に忠実になっていくさまを語っていく一方で、それが家族を想う結果の現れだと直接的に表現することはなかった。しかし、自分のぴりぴり

❖9──嫌なもの：学さんの嗜好を言っているのではない。本やメディア、インターネットなどで紹介されている、がんを生じさせないために「なるべく食べないほうがいい」食品のこと。
❖10──胃全摘を受けている学さんは、玄米しか食べない食事について、「正直言って、辛かったんですね、胃がないのに、玄米をとるから、吸収は、消化は良くないですし、おいしくないですし、よく噛まないといけない」と語っている。つまり、玄米しか食べない食事は、胃全摘を受けた学さんに適しておらず、苦痛である。

が家族にも出てしまう食事ではなく「楽しい食事のほうがいい」と語っているように、がん再発後は家族との団らんに重きを置くようになっている。

人それぞれの物差しで測る

がんと告知されて以来、がんを再発させまいと厳密に管理してきた食事を「変える」ことができたのは、「人それぞれ」という考えが鍵となっている。先の語りにあった「開き直り」について、再度尋ね直したときの語りを引用する。

> 学さん：(スキルス胃がんの)データを見てみると8割ぐらいが再発をしていると。そのなかでいろいろな報道も聞くんですけど。そうではない、スキルスでも助かった人もいるし、**人それぞれ**なんだなと。がんにはたくさんの、**人それぞれ**だということが段々わかってきたんですね。ですから食事療法なんかも、もっとこう**自分が食を楽しむ**というか。病気になってから食が大事だということで、とにかく**体のため**の食事と思っていたのが。ふっと力を抜いてですね、楽しく、楽しみながら食べると。体に悪いと言って今まで避けてたものを、いやもうそういうものじゃなくて。いいものだという玄米を食べながら、でも**自分が好きだというものをとことん食べてみたい**というふうな気持ちにちょっとなったんですね。とにかく好きだぁっていうものをうわぁって食べてみようと。〔…〕その意味での開き直りという言葉ですね。

先の語りでは、「すごく」と「なんかこう」が対照的な関係をなしていたが、ここでも同じように、「すごく」は「体のための食事」に、「なんかこう」は「自分が食を楽しむ」に置き換わり、対をなした構成で語られている。

これまで記述してきたように、「体のための」というのはがんを再発させない体にするための、あるいは自分を生かすためのと置き換えることができ、食事は厳密に管理することが求められた。一方で、がんが再発したときには「自分が食を楽しむ」こと、「自分が好きだというものをとことん食べ」ることが許されてくる。つまり食事は、何をどれほど摂るかということよりも「自分が」どう感じているかに重きがおかれ、学さんは自分だけに当てはまる尺度をつくっていく。

自分を生かすための食事から自分が楽しむための食事に「変える」には、開き直ったりふっと力を抜いてみたりする必要がある。前掲で引用した「まあいいじゃないか」という語りもまた力の抜き具合を表している。

　力を抜くことができたのは「がんにはたくさんの、人それぞれだということが段々わかってきた」からである。再発後に亡くなる人もいればそうでない人もいる。がんの再発により未来の時間が決まってしまったのではなく、「人それぞれ」に未来がある。自分も「それぞれ」のうちのひとりである。このことが「段々に」わかってきたのであり、力を抜くための変化はがんの再発を経験するなかで順を追って進んでいく。

　がんと告知を受けてから、自分を生かすためにがんになる前の生活「一切」を変え、がんを再発させまいと「すべて」をやってきたが、そこに向かっていた全動力をふっと緩めてみる。そうするとそこに「余裕」も生まれてきた。その一つの現れが食を楽しむという感覚である。

他者が自分を生かす

　がんの再発を機に、子どもとの関わり方も変わっていく。これについて、がんと診断される前とがんの再発後とを比較しながら語った箇所を引用する。

学さん：（がんに罹患する前は）教育関係にいるからこそ、幼児教育とかいろいろ事例をみていると、今までは完璧に育てたいという、完璧では全然ないんですけど、それでも少しでも、自分の聞いたこと、見たことを子どもに伝えてということで、子どもに対してはなおこのこと、わが子に対しては、もうほんっとに**1から10までぎっしり**言ってしまう親だったんですけども。（がんが再発を認めてから）もうそれを止めようと思いました。〔…〕（息子が）お金の無心に私の大学まで来て、職員室に来て、お金が足りないとか言ってくるくらいあるからですね、恥ずかしくてたまらないんですけども。ああ、もうこんな状況だったら、**やはり死んでられない**と。こういう風に逆に思って。もう頑張らないといけないんだって

❖11─スキルス胃がんで亡くなった著名人のことを指す。
❖12─「いいものだという玄米を食べながら」とは、玄米しか食べない食事ではなく、ここでは玄米を白米に混ぜてた食事を指す。

いう気持ちに、ほんとに子どもを通して、なりましたね。病気になっても、自分のこと、あーしたいこーしたいと普通なるっていうけど、あんまりそんなふうに思わなくて、**子どもと**、というふうな気持ちが強かったですね。

「教育関係にいる」ことが、学さんに「完璧」な子育てを要求する。この「完璧」を目指して、子どもに「1から10までぎっしり」伝えてきた。

ところが、がんが再発してもなお自分を頼りにするわが子を目にしたときの「ああ」「やはり死んでられない」という実感は、「子どもと」ともに生きようという気概を生む。がんと診断されてから自分を生かすために厳重な食事を管理してきたが、がんが再発した今、学さんを生かそうとするのは子どもの存在である。しかし再発後、これまで目指してきた完璧な子育てではないやり方で、学さんは「子どもと」関わっていく。

学さん：（以前は）とにかく共働きで**時間がない**ということがありましたので。とにかくいろいろなことを短時間に伝えて、効率よく伝えて、効率よく消化してもらいたいなっていう気持ちがあったので。そのためには**こちらが**先回りをしてどんどん言う必要があると。それはだめだよというのは百も承知で。（自分が教えている）学生にも「**子どもには自分で学んでいこうという気持ちがあるのだから、そこはひとつ待ってあげる必要がある**」というふうに言いながら。**わが子、自分の子**になるとそういう余裕がないという、そういうふうなギャップっていうものが、あ、これかと思いながらも時間のせいにして。そういうふうに、1から10言ってたと思うんですね。で、それがやはり病気、自分がやってみて（自分ががんの再発という病気になってみて）、**自分が**気づかないといけないという気持ちは非常に大事だと。

学さんは、「子ども」の教育の専門家として、学生にどのように教えてきたかに触れ、「わが子」との関わり方に検証を加えて語っていく。

がんになる前の「時間がない」「余裕がない」日常では、効率性が優先される。それは先回りをしてどんどん言う「こちらが」、つまり学さんが主体となって、

効率を建前として知識のインプットとアウトプットのサイクルに子どもを操っていくかのようである。

　ところが、がんの再発後には「自分が」、つまり子どもが主体となる。一方で学さんは、子どもが気づくまで待つのであるから、受け身の態勢をとることになる。子どもがいつ気づくのかは計り知れないが、子どもの時間を主軸として沿うのである。これにより自分が「子どもと」いることもまた可能になってくる。

自分のではない、彼の人生がある

　先の語りでは、がんを患う経験を経たことで人それぞれに未来があることが段々とわかり始めたときに、食を楽しむという余裕が生まれてきたことについて記述した。次の引用もよく似た語りの構造となっている。食について語られた「人それぞれ」は、子どもとの関係にも広がっていくのである。

> **学さん**：がんは人それぞれっていうふうに思ったんですけど、教育も人それぞれだから。合うものもあるし、合わないものは合わないと。そういうふうに開き直って。子どものことでイライラする時間、なんで自分がこんなに病気しているのに、子どもはわからないのだろうと思うこともあるんですけども。ふっとそんなことよりも、子どもは**子どもの人生**だし、子どもは**自分の人生**[14]を歩みだしたんだからっていうふうな気持ちになりますし。逆に張り合いのほうに持っていこうと。〔…〕現に今もイライラしてくるんですけども、病気の前のような気持ちはないですね。子どもはなるようになるし、自分の人生[15]ではないし、**彼の人生**だしというふうに思うようになりましたね。

　学さんは、子どもの教育もまた「人それぞれ」だと言う。その子どもに「合う」方法もあれば「合わない」方法もある。体のための食事が学さんに合わなかったのと同じである。教育における「人それぞれ」とは、文字どおり子ども一人ひとりが「それぞれ」の特性をもっているという意味である。ここでは、学さんとわが

❖13…「子どもと」の「と」は強調して発音されている
❖14…学さんの息子の人生
❖15…学さん自身の人生

子とを「それぞれ」に分けることについて話が進む。

　学さんの感情がイライラという一極に集中し始めたとき、「ふっと」力を緩めてみる。食事のときに経験したぴりぴりと一緒である。力を抜くことで学さんの人生ではない「子どもの人生」という、子どもの時間軸が見えてくる。「子どもは子どもの人生」を歩んでいるのである。この不特定多数を示すような「子どもの人生」という表現は、「自分の人生」からさらには「彼の人生」に変わり、学さんは語りが進むなかで子どもを個人として認めていく。子どもは単に子どもではなく、「彼」もまた「人それぞれ」のうちのひとりと位置づけるのである。この「彼の人生」に関わることが自分を生かすための「張り合い」にもなると言う。

この手が届く距離に位置付ける

　学さんが、意図的に区別して「彼の人生」と語ったのは、自分と子どもとの距離を置くということを意味しているのではない。子どもとの関係において「人それぞれ」ということを行動に移すことは、最も手間のかかることだからである。これについて記述を進めていく。

　先に引用したように、「子どもと」ともにというスタンスは、次の語りでも変わらない。子どもに対して「あの手この手」を駆使することが「自分の励み」になると語られた箇所を引用する。

　　筆　　者：自分の枠と子どもの枠というものを捉えて。そこが変わってきているのでしょうか。
　　学さん：日々、やはり変わっていっているような気もします、子どもに関しては。考え方もですね。段々強くなっている。強くなっているというのは、子どもを尊重しようっていうか、子どもの好きなことをさせてやろうと。ただやはり親として言わないといけないところもあるので。〔…〕
　　筆　　者：子どもを尊重するという気持ちがそういうふうにさせるのでしょうか。
　　学さん：尊重っていうと聞こえがいいと思うんですけども。そうせざるを得ないという状況にぶつかって、これはなんとかしないといけないといったときに、半分諦めだけど、全部諦めてしまうと無責任になってしまうので。やはりそこで

（親として）そういうこと（言わなくてはいけないこと）を言うと。〔…〕その人によっていろいろやり方を変えていかないといけないし。尊重はしてるんですけども、**尊重しつつ、ああでもないこうでもない、あの手この手って、ずーっとそういうふうなのをしながら**、子どもが成長していってくれればなと。そのことが自分にも励みになっていってるんかなと。こういう**時間を与えてもらった**のかなと思っているんですね。

　学さんとのインタビューでは、教育論として観念的に語られる部分とわが子との現実的な関わりについて語られる部分とが入り混じり、これらを行ったり来たりしながら、しかも文脈を区切ることなく進んでいく。例を示すと、上の語りにある「その人」とは子どもを指しているが、学さんの子どものことかどうかは判別し難い。その直前の語りを割愛したが、この〔…〕には教育論上の一般的な観念についてかなりの量で語っているからである。そのあとで「その人」という不特定の他者を表す語を残したまま、その次には自分とわが子との現実的な関わりへと語りがスライドしていく。

　このように観念的な議論と現実的な関わりとがシームレスに交錯する語りは、ここだけに限らない。がんが再発する前までは、自分自身から教育者であることを切り離し親としてわが子に1から10のことを伝えてきたが、今の学さんにとって大事なのは教育者でありかつ親であることなのであろう。この教育者かつ親という役割について、教育者として求められる「尊重」と親として果たすべき「責任」という視点から考えてみたい。

　学さんは、効率性だけを考えてわが子に接してきたことに責めを負うかのように、がんの再発後は教育者としてあるべき本来のやり方に変えた。子どもを尊重しようと考え、子どもの気づきに任せてみたのである。しかし子どもに好きなことをやらせて、1から10のうち1さえ言わずにいたところ、これはこれで問題であった。というのも子どもがあまりにも何もしなくなったのである。10とは言わないまでも、そのいくつかは「親として言わないといけない」「そうせざるを得な

❖16…子どもを尊重し、好きなことばかりをさせたところ、受験生であるのにゲームと部活ばかりをして勉強をしなくなったというエピソードに由来する。子どもは反抗期の真っただ中であった。

い状況にぶつかって」しまった。そうして学さんはまた反省する。

　教育者として子どもを全面的に尊重するだけでは果たせない、親としての責任もまた負う必要が出てきた。学さんは教育者でありかつ親であること、そして尊重と責任という二つの役割をブレンドしながら子どもと関わっていく。

　これらを駆使するさまが「あの手この手」である。この「手」には人それぞれという観点がある。「その人によっていろいろとやり方を変えて」いくのである。単なる教育論から総じて考えるのではなく、わが子ならではの「手」を講じていく。こうして学さんは、子どもの成長という未来にも関わることになる。

　もう一つ大事なのは、「彼の人生」との距離である。学さんは自分の人生とわが子の人生を「それぞれ」のものとして別に位置づけたが、それは自分の「あの手この手」が届く距離にわが子の人生を置いているということになる。これが「子どもと」ともにいることの意味であり、自分の生きる励みにもなっている。同じように「励み」について語られた箇所を引用する。

> **学さん：**なかなか思うように子どもには伝わらない。でもそれが子どもだなっていうのはつくづく思っているんで。まあ思うようにならないのが当たり前だし。そういうふうなものを逆にこのままではいけないと。**しっかり生き抜いて**頑張ってみないことには、どんな人間になるかわからないと、不安になって。逆に、**もう生きよう**という気持ちになります。ここであまりにも急に子どもたちがいい子になってしまって、逆に張り合いがなくて、もう大丈夫だなと思ってしまうのかな、とかいうふうに思うようになりました。

　自分の時間軸とは別の「彼の人生」に関わることは一筋縄ではいかないが、わが子のために自分ができるこの「手」があることが、学さんを「生き抜いて」いくことに引っ張っていく。子どもに応じた「あの手この手」という方途を尽くした先に、子どもの成長があると思えば、この「手」が重要な価値を帯びてくるからである。前掲した語りに「ずーっとそういうふうなのをしながら」とあるように、わが子の人生に関わることは同時に学さん自身の人生の「ずーっと」先を見せてくれるものになり得る。

自分の時間がもてた

　時間がない。これはがんになる前の学さんの日常であった。ところが、がんが再発し少し経つと、次に挙げる引用のように「自分の時間というものがもてた」と経験されてくる。

　学さん：今まで（がんと診断される前まで）**時間に追われてた**なあって。時は金なりで、ほんとにそのことばっかりを考えて生活をしてましたけども。そうじゃなくて何もやることなくなったときに、解放されたときに、〔…〕今まで全然感じなかったことを一つひとつ感じるようになったんですね。

　筆　者：今まで知らず知らずのうちにそぎ落としていたものですかね。

　学さん：常に入る量、脳に、決まっているような気がして。そういったことは余計なものということで、見て見ないふり、全く気づいていなかったと思うんですよ。それが（がんの再発という告知を受け）ふとライフワークがごろっと変わって**自分の時間というものがもてた**ときに、（脳に）ふっと入ってくる情報というのはやっぱり変わっていったんではないかと思うんですね。なんか感じ方が変わってきたなあ。なんかうまく表現できません。そういうふうな気がしますね。

　学さんが語るように、脳に「入る量」が決まっているのだとすれば、その容量に合わせて取捨選択をして脳に収めていくしかない。

　がんになる前、学さんは子育てや仕事など日常のタスクを脳に詰め込んでいた。それ以外の「余計なもの」は容量オーバーとなる。タスクをこなそうとして「時間に追われ」るからこそ、「計画を立てながら、常に歩いて」いなければならなかった。慌ただしい日常であるが、このとき脳に満ちていたものは学さんにとって十分に重要なものだったはずである。

　ところが、再発を契機に子育てや仕事などは「何もやることがなくなった」と認識されるほど脳内から去り、それらから「解放された」。その代わりに、これまで「余計なもの」として「今まで全然感じなかった」「一つひとつ」が際立って感じられるようになり、脳に「入ってくる情報」が変わってきた。この「一つひとつ」とは、これまで記述してきたように人それぞれが前提とされたときの、食を楽しん

だりこの手で子どもと関わったりすることである。

　時間に追われているときと違うのは、これまでの日常的なタスクから解放されることにより、何かを感じるのに必要な情報の入る余裕が生まれたところにある。ここに計画性はない。学さんが脳を例に挙げたように、それは自分の中枢部で起こる変革であるが、脳内に何をどう入れるかで、時間の感覚は「ない」から「もてた」へと変わる。自分の時間をもてた今、時間は学さんの手中に収まっており、学さんはもう時間から追われることもない。この変化について学さんにはうまく説明がつかない。これを解くには「自然に」という言葉が鍵となる。次の語りにそれがある。

今を生きる

　ここからは、なぜ食事や子育てに変化が起きたのかについて語られた箇所に焦点を当てて引用する。引用に①〜③までの番号を付した。

> 学さん：最初は、**もしものもしもの**、っていうふうな、再発したときはそういう気持ちが強くて。そういったことばかりを考えてたんですけど。**これではだめだ**というふうな気持ちに。（再発後の）治療を始めて途中ぐらいから思うようになりました。〔…〕（がんと診断されて）2年経って、ようやく、ああこれが本当の調子がいいってことかなあということに行きついた、そんな状況が続いているんですね、**今**。そうなってくると気持ちも非常に前向きになりましたし。今までは、こういうことを伝えておかなくていけないと言ってましたけど。待てよ、**そんなことよりも今**しっかり頑張らせて、子どものことですけど、自分のことも含めてですけど、**次々変えていく必要があるな**というふうな思いで。……①

　がん再発の経験は、がんの再発がわかったときとそれから少し経過したときでは異なる。がんの再発と診断された「最初」の時点では、「もしもの」と仮定しながらも、自分自身の死の可能性ばかりを考えていた。

　ところが、再発がんに対する治療が進んだ途中から、「これではだめだ」「待てよ、そんなことよりも」というように、現状を変えようとする意思が起こる。「こ

れ」や「そんなこと」が指し示しているのは死の可能性をもった未来である。死を想像する未来よりも「今」を生きよう。がんと診断されて以来、学さんはようやく「本当に調子がいい」という状態にも行きついた。

そうは言っても、今を生きることに向けて「次々と変えていく」ことは、そう容易いことではない。

> **学さん：**（がんと診断されて以来）すごくこだわりをもって、この5年間を再発なしに生きようというのが、すごく目標でもあったし、希望でもあったもんですから。すごくそこに集中してたような気がするんですね。それが再発ということで、ほんとにどうしてだっていう気持ち、これだけしたのにという、何が悪かったのかと。やはり犯人捜しみたいなことを始めていくわけですけども。**なんかそうしているうちに、そういうことではないんじゃないだろうかと。……②**

この語り②にも、先の語り①の「これではだめだ」や「そんなことよりも」に類似する「そういうことではないんじゃないだろうか」というフレーズが入り込む。この語りにある「そういうこと」が指しているのは、再発を引き起こした「犯人捜し」である。

学さんは、5年間は絶対にがんを再発させないという目標をなぜ失うことになったのかを問わずにはいられない。再発をさせた「犯人」を捜そうと、「どうしてだ」「何が悪かったのか」と問いかけるのであるが、その答えを捕捉することはできない。

答えのない問いを続けている限り、それは過去を振り返ることにしかならないし、犯人捜しに留まり続けていては、次々と変えていくことはできない。だから「そういうことではないんじゃないだろうか」ともう一度問い直していく。

がんの再発によって、前を向けば「もしもの」という死の可能性が現れ、後ろを向けば犯人捜しに引きずられる。前も後ろも両塞がりの状況下であり、「次々変えていく」必要性があるとはいえテンポよく進むわけではなかった。

①や②に限らず、次に挙げる③でも「そんなことをしてても」「その次を行かな

いといけない」などと語られている。インタビューのなかで言葉を変えながら繰り返されていることを考えると、学さんは実際に「これではだめだ」と幾度も自分を諭しながらこれまでやってきたのではないだろうか。未来の不安や過去のこだわりは生きることの有意義性を失わせてしまう。だからこそ、まずは今を生きることに集中する必要があった。

少しずつ変わっていく

前掲の語り②に引き続き、学さんは、自分に起きた変化について語っていく。

筆　者：その犯人捜しを止めるといったときには何かあったのですか。
学さん：完全にそれが**今も**吹っ切れたかというと、そうではないんですね。たとえば、**あのときの食事がいけなかった**んではないかとか。〔…〕ありとあらゆること、いろいろ細かいことが浮かんでくるんですね。**なんとなく、そんなことをしてももう再発は再発だった**んですが、**その次を行かないといけない**というふうな段階に**自然と**なったんですね。〔…〕ポジティブに考えようっていう、もともとの性格もあったから、こう変わるかなと思ったんですけども、なかなか変わらないでずっと悩み続ける自分がいたんですね。ですけれども、**なんかそうしているうちに**、そんなに思っても仕方がないなと。**今も**たまに「**あのときのこれかなあ**」とか思っても、引きずらないようにですね、してます。……③

今を生きようとしても、犯人捜しを止めることができたわけではない。「今も」再発の原因と考えられる「ありとあらゆること」「いろいろ細かいこと」が浮かんできては、その次に進む足かせとなって「あのとき」という過去に学さんを執拗に引きずり込んでいく。

ここで学さんに力を貸すのが、「なんとなく」「なんかそうしているうちに」と語られる、認識されにくい現象である。曖昧な感覚を残したまま語られているが、この変化は偶然に起きたことではない。

語り③にある、その次に行くという段階に「自然となった」というフレーズを手がかりに同じように語られた箇所を次に引用する。自然な変化とは言い換えれ

ば人の手が加わらない変化であるから、学さん自身は直接的に関与した自覚はないようである。そうであるにしても、今を生きるにはこの自然に起こる変化が必要だった。

　筆　者：がんと言われたときから、随分とこうやってみてくると変わっていらっしゃったんだなあと思いますけれども。変えていくときには難しさがあるのではと。変えるっていう、要はその、物理的に言えば何か力を加えることで変わるということが起こりますが、そういった変える原動力になるものとかっていうのはあるんでしょうか。
　学さん：そうですね。なんかこう、原動力というよりも**必然的**に変わっていったっていうふうな感覚ですね。特別何かがあってこれを機に変わっていったっていうような感じはなくて、**必然的にもう変わっていく必要がある**なと。それはその、**生活をしていっているもの**で、いろいろなことが悩んでても**何もできない**わけですから、そういった**なかで自然**と、**自然と変わっていった**っていうような気持ちのほうが大きいですね。ですから日常的な何気ないやりとり、学生とのやりとりとか子どもとのやりとり、家族との会話とかそういった**なかで少しずつ変わっていった**というふうに、自分としては認識していますね。

　次へと向かう変化は、「必然的」であり「自然」である。学さん自身はこの二つの言葉を厳密に使い分けているわけではないが、この引用には「必然的にもう変わっていく必要がある」という意思が示される語りと、日常生活の「なかで」自然と「少しずつ変わっていった」という時間の要素が示される語りがある。
　変化はまず、学さんの意思が明らかに働く「必然」として起こる。これと同じフレーズは先に引用した語り①、②、③にもある。「その次を行かないといけない」などである。それらは学さん自身の意思として言語化される。
　この意思よりも前に先行して起こるのは、日常生活の「なか」にある「少しずつ」という変化である。この「なか」とは「生活をしていっている」ことと、その動きを止めるような「何もできない」ことが相反して生じる現象の「なか」である。何もできないとは、たとえば「じわぁ」という不安に襲われて「仕事が手につか

ない」とか「運転ができない」といった経験である。生活のなかにある何気ない行為が何もできなくなるのであるから、それは生きづらさを生む。

　学さんは、何もできないという経験を幾度も繰り返しながら、相反して生じる現象を「少しずつ」変えていく。この変化は、がんと診断されたときのように、一瞬で全く真っ白になってしまうような変化ではなく、少しずつ進むという時間的な経過をたどる。これを経て「生活をしていっている」ことの意味を取り戻そうと、変化は起こるべくして起こるという必然性を持つことになる。

　しかしながら、自然でかつ必然性をもった変化は何らかの原動力を働かせたわけでも、「これを機に」という一時点で起きたわけでもない。それでも、がん再発後に経験する少しずつという時間経過が、未来でも過去でもなく今に留まる力となっている。

時間の恩恵を受ける

　少しずつという自然な時間経過に起きることについて、もう少し記述を進める。以下に引用するのは語りの分析結果を説明する3回目のインタビューで、私から学さんに問いかけ直した箇所である。ここでは「あのとき」「今」「次の予定」といった時制で語られる。

　学さん：再発のときに、じわぁっという、最初のがんっというショックではなくて、じわぁっというかたちでショックがあったんですけども。**時間が癒してくれるのが非常に**、やはり時間だなあと思ってですね。車でもうちょっと涙が止まらなくなったっていう、前回の（私の）話をされましたが。それでも**今**は、何でこんなところでこんな涙が出たんだろうと。**今**、同じ場所を車で通ると全然、そういう感覚がないんですね。それは何だろうと思ったときに、やはり時間だなと。何も特別に**自分**が悟ってこうなっているわけではなくて、**時間というものが非常に解決してくれる**と。〔…〕**あのとき**どうしてこんなふうに思っていたのかと。**いろいろなこと**が集中して、**いろいろ**考えて涙がうわっと出てきたと思うんですけど。**今、全然**、それは、そういう気持ちにならないんですね。〔…〕**今**、そんなふうに思わないし、**次の予定**があるしと。そういうふうに時が経つっていうのがや

はり一番、**日々生きてますから。少しずつ**クリアしていくという自信になったのかなと、いうふうに思いますね。

　時間の経過は、何らかの変化を生む。学さんにとってそれは癒しと解決だった。これを享受するのは「今」と「あのとき」という2つの時点における差が実感されたときである。今という時点では、再発を告知されたばかりで不安に抗えず涙が出た「あのとき」の「感覚がない」し、「そういう気持ちにならない」。しかもそこには「今、全然」ないというほどの明白な違いがある。

　さらに「今」という時点で経験されている癒しと解決が、主格を時間に譲って語られていくことに注目したい。それは「自分が悟って」解決に至ったのではない。「時間が」あるいは「時間というものが」解決してくれると語られたように、学さん自身が癒しと解決のために時間を利用してきたわけでも、癒しと解決の享受を予め目論んでいたわけでもない。時間が経った結果として癒しと解決があった。

　だから、この経験を語るとき、学さんは「それは何だろう」と問わなければならないし、先の引用③のように、「なんかそうしているうちに」といった曖昧な時間感覚を学さんに残すのであろう。学さん自身は癒しと解決のプロセスを経てきたことの自覚がないのであり、明白な差を体感したときに癒しと解決は経験される。

　そして、学さんが意図して語ったのかはわからないが、がんという病いは、がんと診断された以降、学さん自身を主体にはさせてはくれないようである。学さんは、初めてがんと診断されたときに変わってしまった世界の感触を「風が肌に突き刺さる」と表現した。このときも主格は学さんではなく、風だった。がんと診断されたときには、吹きすさぶ風を肌で感じることで、変わってしまった世界に立ち入った自分を感じており、がんが再発したときには、時間の恩恵により癒された自分を感じている。風や時間という他からの働きかけによって、自分の存在が与えられもする。

　しかしながら、がんと診断されたときと違うのは、時間が主だって癒しや解決を与えるとはいえ、学さんは時間の完全な受け身ではなかったという点である。

がんが再発した以降、学さんには「日々生きて」いるという実感がある。「日々生きて」いるというフレーズは、たとえば、先に引用した語りの「生活をしていっている」と同義である。当然のことながら、これまでも生きてきたし、今も生きている。癒しや解決が今とあのときという2時点の差で享受されるとはいえ、「時が経つ」という間は、決して空洞ではない。この2時点のあいだには、日々を生きているという確かな手ごたえが学さんにはある。

　そうであるならば、語りにある「少しずつ」とは、学さんが再発がんを生きてきた時間の感覚である。日々という時間を少しずつ刻んでいくなかで、生きづらさを感じつつも生きてきたことが、次への予定また少しずつクリアしていく自信にもつながっていく。

　時間が癒してくれる実感が得られるのは今とあのときの差を感じたときであるが、この2つの点を埋めているのは学さんが死への不安に襲われながらも、少しずつ日々を生きていっているという実体験であろうし、また自然と起こる変化は日々を生きていっているその成り行きとして、癒しや解決のある落ち着きのよいところにたどり着いていく。

不安を調節する

　時間の恩恵を受けた「今」について記述を進める。インタビュー終ばんになると、「最近」という言葉も使われ始める。最近とは今という概念よりももっと狭い範囲を指す。1回目のインタビューの最後に語った箇所で語られた「今」は、「最近」と表現された経験に近い。

> **学さん**：それが再発になった、再発したということで、またちょっと見方を変えてこれから再発が繰り返されないというか。不安も不安です。でもインターネットを見るとまた不安になって、もうあと何年かなと思って、いろいろ、**そういう**、思ったりとかですね、**そういった**のを、こう考えるようになって。たとえば保険会社さんにも来てもらって、どうなりますかとかいろいろ話も聞いたんですけど、聞けば聞くほど不安になるんですね。だからもう**止めよう**と思って、今はもう、そういう、**止める**ようにしました。

この引用にある「そういう」「そういったの」という指示詞が示しているのは、「もうあと何年かな」という予後予測である。今では予後予測がもたらす不安は見る、聞くという感覚を閉ざすことによって調節が可能である。これは、がんが再発した直後のじわぁっと重たい不安がのしかかる経験とは違う。このとき学さんはただ不安に襲われるだけだった。

　この不安の出現を「止める」といった、調節が可能となった経験が語られてくるのは3回目のインタビューからである。[18]

　学さん：（がんになる）前は、休日はどうして過ごすっていう。休日は遊びに行って、どっかホテルで食事して、どこどこのホテルに泊まってみてとかいう欲求がありましたけども。**最近**は、なんかそういう気持ちにはならない、なれないっていうか、ならないっていうか。だから、それよりもゆっくり、のんびりと過ごしたいなあというふうな気持ちですね。

　引用の前半はがんになる前の、計画が立てられていく時間のない日常に関する語りである。それが「最近」は計画も立てずに「ゆっくり、のんびり」という流れにしかならない。このテンポであれば学さんには無理がかからない。それは次の語りにも表れている。

　学さん：**最近**とくに、**都合のいいとこだけをとる**ような感じになったのかなあと。それは今までの（再発するまでの）ガチガチな考え方、これはいいもの、これは悪いもの、白黒はっきりっていうようなところがあったんですけども。まあ、**まあいいか**というふうな気持ちにもなってきたのかなあというふうに。気持ちの余裕かなあというのも感じて。

　この語りでは、初めてがんと診断されたときと「最近」とが比較されている。初めてがんと診断されたときには、これまで記述してきたように、良いか悪いかの二者択一で白黒をつけてやってきた。悪いものはすべて排除であり、絶対的な

よさがあることが重要だった。

　それが、最近になると「まあいいか」という程度の余裕のあるよさに変わる。また「都合のいいとこだけをとる」のであるから、悪いものを排除するというよりもいいとこ取りをすることに重きがある。この緩さもまた学さんに無理がかからない。

　学さんは、自分の余命を予測させるような情報を見たり聞いたりする感覚を閉ざすことを覚え、ゆっくりのテンポと、まあいいかという緩さで、世界と関わっている。そうであれば、無理なく、今を生きることもできる。感覚を閉ざすという手段を用いなければ、予後予測をして「不安も不安」になり、安定しない世界にたちまち変わるのであろう。

　この後に続く語りを挙げる。

　学さん：それが（がんの再発後に自暴自棄のようになったが）**やはり**、そうしても生きていってますし、生活していく間、時間が経っていく間に、もう自然に変わらざるを得なかったと。それを**最近は自分で**いいようにもっていくことが、できるようになった。それはひとつには、体の調子がいいということもありますし、気持ちの持ち方によって変わるんだなあと。それでももちろん、よく落ち込んではいるんですけども。**でもやはり**、もうそういっても仕方ないなというふうなことで、逆に忙しく考えたりとか。しーんとしている部屋にいると嫌なことを考える（ので）、なんか音楽をかけたり、テレビをかけたりとかしながら、そっちに意識を持っていくようにしてますかね。[19]

　今では、無理のないテンポと緩さで世界と関わることが、「自分でいいように」コントロールできるようにもなってきた。がんと診断されて以降、学さんは自分が主体とならない時間を経てきたし、今もまだ、予後予測の不安は、完全には拭えず、「もちろん、よく」という頻度で落ち込みもする。

　しかしながら、「やはり、そうしても生きていって」いるし、「やはり、もうそういっても仕方ない」。この語りにある2か所の「やはり」に注目すると、がんの再発がもたらす不安から、生きることや音のある日常に切り替えていくポイントとし

て、挿入されていくことがわかる。学さんは、不安の出現を自己調節しながら、生きていること、生活していくことに意識を開くための術を最近、学んでいるところである。

与えられた時間がある

　さらに時間は「与えられた」ものと表現されるようになる。学さんはこれまでのインタビューをまとめるように、次のような語りで締めくっている。ここでは「自分」に付された助詞に注目したい。助詞の使われ方にも「人それぞれ」がきちんと組み込まれている。

　学さん：時間を与えられた、それを最大限に。与えられた時間を有効に利用しようと、与えられたことが非常に大きかったです。みなさん、病気になった方はそうしたいと思うんですけども、なかなかそれはできないと思うんですよね。でも自分**なり**に、自分**に**与えられた**時間が**こんなけ（このくらい）**ある**から、そのなかでやってみようといったかたちで**やった**というのはすごく大きくて。がんはそれぞれ違うと言うけど、ほんとにそうなんだなあと。一例は当てはめられないんだなあといったなかで、自分**も**術後（予後）の悪いがんだけども、もしかしたら自分**は**特例になれるんじゃないかという希望を、なんとなくもてるようになったという感じですね、はい。

　学さんが経験的に得た「人それぞれ」という考え方は、時間のありようを変える。「人それぞれ」ではなく、統計学的に示される予後予測という観点で見るならば、自分と同じスキルス胃がんと診断を受けた他の人も、そして「自分も術後（予後）の悪いがん」[20]と結論づけられてしまう。
　しかし「人それぞれ」が前提とされたときには、統計学的なデータは予後厳しいかもしれないが「自分は特例になれるんじゃないかという希望」が見えてくる。

❖19…がんと診断されたとき、一切全く失っていた音楽への関心は、最近になって再び取り戻されていく。
❖20…語りによれば、転移性皮膚がんは一般的に「半年生きるか生きないか」を意味するものだった。

希望とは未来に向けられる可能性であるが、「人それぞれ」という物差しで測れば、他と自分とを区別しつつ「自分は」と主張できる未来が示されてくる。

とはいえ、「なんとなくもてるようになった」と表現される希望は、初めてがんと診断されたときのように、5年間は絶対にがんを再発させないといった明確な目標が示されているわけではない。不安のある世界では、未来に向けられる希望を「なんとなく」手にしているのであり、ぼんやりした視界が開けているだけなのかもしれない。

また、がんの再発後に経験される「自分に与えられた時間」とは、学さんにしか生きることのできない時間である。家族との食事を楽しんだり、教育者かつ親である自分を駆使して、子どもと関わるなどしてきた。このとき、時間は「ない」のではなく「こんなけ（これくらい）ある」ものとして経験されている。

時間を与えられたと表現された別の語りを挙げる（一部再掲）。

学さん：ああでもないこうでもない、あの手この手って、ずーっとそういうふうなのをしながら、子どもが成長していってくれればなと。そのことが自分にも励みに**なっていってる**んかなと。こういう時間を与えてもらったのかなと思っているんですね。

この引用にある「与えてもらった」時間は、学さんの「励みになっていってる」のであるから、今まさに経験されていることである。このような自分の存在意義をもった現在を生きることで、学さんの未来には、「もしもの」可能性ではなく、子どもの成長に関わる自分の姿が「ずーっと」先に見えてくる。

がんの再発を生きるには、時間の枠組みを修正していくことが求められた。「もしもの」という未来の可能性がもたらす不安は学さんを襲うことしかせず、なぜがんが再発したのかという反省は学さんを過去に引きずりこむことしかしない。この両塞がりの状況で、現在を生きることさえ立ちゆかなくなりつつも、学さんは少しずつ時間を進めてきた。今では過去の時間は、解決や癒しをもたらしたものとして、経験され、未来には子どもとともにいる自分の姿が投影されてくる。学さんは自分の人生に、過去と未来のつながりをようやく取り戻すこと

がてきたのではないだろうか。

▰▰▰ 仮定される死を前に

　本章では、学さんが経験したことに焦点を当てたが、この研究では学さんを含め3人の方々にご協力いただいた（**表1**）。がんを患う人は再発の可能性を十分に予期しているが、その事実に対する準備をしているわけではないため、実際にがんの再発を告知されたときに打ちのめされ、落胆を経験する[4]と言われる。本研究では、がんが再発したときに受けた衝撃のようすは研究参加者によってさまざまであり、初発よりも強烈であるとは一概に言えなかった。しかしがんと診断されたときに掲げた目標が5年などのように具体的な期日で設定された場合、がんの再発によってそれが一挙に消し去られるため、少なからず衝撃を受ける経験となっていた。研究参加者たちは、目標の達成に向けてつらい治療にも耐え、がんを再発させないように、生活を再構築している只中だったからである。

　また、がんという診断を受けて以降、がん再発の可能性を常に認識していたとしても、実際に直面することへの理解しがたさは、「どうしてだ（学さん）」「何が悪かったのか（学さん）」「なんでやねん（Eさん）」「何で肺がんなんだろう（Fさん）」という、答えのない問いかけとなって語りのなかで発せられていた。がんの再発は初発とは違い、がんを制御できないという状況下でがんとともに生きなければならないことを認識させるものだった。

| | 年齢 | 性別 | 診断 | 治療 | | 再発までの期間 | 再発からインタビュー開始までの期間 |
				再発前	再発後		
学さん	50代	男	胃がん再発皮膚転移	胃全摘術化学療法	放射線療法化学療法	1年11ヶ月	7ヶ月
Eさん	60代	男	肺がん再発多発脳転移肝転移	肺葉切除術化学療法	全脳照射化学療法	2年	10ヶ月
Fさん	50代	女	右乳がん再発転移性肺がん原発性肺がん	右乳房切除術化学療法放射線療法ホルモン療法	化学療法	11年	2年7ヶ月

[表1]研究協力者

このようななかで研究参加者に共通していたのは、死にかかわることを語るときには仮定的な表現が用いられていたという点である。

> **学さん**：もしものもしもの、っていうふうな、再発したときはそういう気持ちが強くて／もしかしてもうこのまま、っていう気持ちを考えたときに、好きなことを子どもにもさせてあげたいし。
>
> **Eさん**：弱っていったら、自分がみじめやしね。[21]
>
> **Fさん**：自分にももしかしたら、そういった時期がくるかもしれない。

　死にかかわる感じ方はさまざまではあるし、その表現の仕方もそれぞれであるが、緩和ケアを受けている人とは異なり、この3人にとって死は〈私の〉という人称をもたず、その状況は〈もしもの〉などと仮定されて語られている。学さんが、もしものことについて考えることを止め、そのことに触れずにいたように、死を仮定し、ある程度の距離を保っておくことは、不安におそわれずに生きるための術であったと考えられる。それというのも、がんの再発を認めた人にとって他者との世界に密に関わることに意味があるからだ。

> **学さん**：子どものことを思うと、逆にもう生きようという気持ちになって、もうこんな状況だったらやはり死んでられない／あの手この手って、**ずーっと**そういうものをしながら、子どもが成長していってくれれば。
>
> **Eさん**：この子（孫）が大きくなったときに自分がおらなあかんと。そういう気持ちを求めてね、生きよると。これは絶対大事。で、**今日より明日、明日より先**……悔やんでも仕方ないし。／とりあえず生きなあかん。
>
> **Fさん**：（家族を支えるために）**まだまだ**私はきっとたくさんすることがある。

　このように、どの研究参加者も他者のために〈何かをすること〉、他者と〈ともにいること〉に重きをおき、自分と他者は、同じ時に同じ場にいなくては成り立たないような関係性をもっている。がんの再発を契機に、自分は他者のために何ができるのか、ということが問い直されるからである。他者に対する自分の

役割を強固なものとしたり、改め直したりとさまざまだが、研究参加者は親として、祖父母として、伴侶としてあるべき自分となって生きることを決意していた。

　こうして〈あるべき自分として〉在ることが、具体的な期日を持たない未来を開いていく。それは「ずーっと」先へと続く未来（学さん）、「今日より明日」へと少しずつ刻まれる未来（Eさん）、「まだまだ」という広がりのある未来（Fさん）である。

　緩和ケアを受けている人と、がんの再発を認めた人の経験について、死との距離のとり方によってその違いを整理すると、死に直面しているという現象にはいくつかの様相があると考えられた。前者が経験した〈私の〉死と、後者が経験した仮定される〈もしもの〉死とは、自分と死との近さが明らかに異なる。再発を認めた人は、緩和ケアではなく外科外来でフォローされており、がん治療が開始された時期であることを考えれば、死を仮定として扱い語ることは当然のことかもしれない。そのため緩和ケアを受けている人とは異なり、死について直に触れないようにしてより遠くに位置づけていると考える。

　死との距離のとり方から、両者では自分不在の世界の捉え方も違ってくる。先に述べたように、がんの再発を認めた人は今ここという共存可能な世界で他者と〈ともに〉生きようとしていた。一方で、緩和ケアを受けている人は私の死を感じており、共に生きられる世界に限りがあることを意識して、自分不在の世界が想像されてくるなかで、なによりも他者の〈なかに〉生き続けることが重要であった。どんなに身体的なつらさがあろうとも、最期まで自分らしく生きるさまを他者の記憶に残すことができるという確信をもつことが、その生を支えていた。この経験は現世に執着しているわけではなく、自分がいなくなることが言語化されてくるように、つながりの緩やかさを感じるものであった。

　緩和ケアを受けている人と、がんの再発を認めた人に協力いただいた2つの研究を通して、両者の間には死との距離のとり方や他者との在り方に違いがあることが見えてきた。これらの違いは死の可能性が時間を経て、現実的なものになるにしたがって埋められていくのだろうか。これらの研究では同一の研

❖21　Eさんは、再発後、治療を続け、副作用で状態が悪化し、亡くなった方をみており、それを踏まえた語り。

❖22　緩和ケアを受けている患者は、PS2であったが、呼吸困難感、腸閉塞による嘔吐、腹水、全身疲労感などの身体的な症状があった。

究参加者を経時的に追っていないため、両者の差が埋められていくプロセスとして問うことは適切ではないかもしれない。つまり単に個別性を示したに過ぎないと考えることもできる。

　しかし、はじめは死という事実を認めようとしなくても、人はさまざまな感情を経て「最期の時が近づくのを静観するようになる」[5]と言われている。これに基づけば時間とともに死との距離を埋めてく、縮めていくという考え方を排除することはできないと考えられる。緩和ケアを受けている人とがん再発を認めた人の経験に差があるということは、まだ説明されていない何らかの現象が残されているということかもしれない。それを説明することできれば、がんが進行していく過程で苦悩する人の支援を考える示唆を得ることができるのではないだろうか。

〈引用文献〉
1)──Vivar, C. G., Canga, N., Canga, A. D., & Arantzamendi, M. : The psychosocial impact of recurrence on cancer survivors and family members: A narrative review. Journal of Advanced Nursing, 65(4), 724-736, 2009.

2)──Warren, M. : Metastatic breast cancer recurrence: a literature review of themes and issues arising from diagnosis. International Journal of Palliative Nursing, 15(5), 222-225, 2009.

3)──川端愛：がんの再発を生きるということ. 日本がん看護学会誌, 33, 77-85, 2019.

4)──Mahon, S. M., & Casperson, D. M. : Exploring the psychosocial meaning of recurrent cancer: A descriptive study. Cancer Nursing, 20(3), 178-186, 1997.

5)──Kubler-Ross, E.（1969）：死ぬ瞬間, 鈴木昌訳, 読売新聞東京本社, 2005.

II

治療の終わりに
近づくということ

がんが進行し、緩和ケアを受けている人、そして再発を認めた人にインタビューを行った、2つの研究を経て、がんの標準的治療の終わりに近づいた人（以下、がん治療の終わりに近づいた人）へのインタビューを実施した。ここに紹介するのは研究参加者3名の語りの分析である。研究計画の詳細はAppendix（117ページ）に記した。

1　春さん

　春さん（仮名）は70代男性であり、奥さんと一緒に暮らし、今も現役で仕事をしている。2人の娘がいて、インタビュー期間中は長女が第二子を出産予定で、4歳になる孫を連れ一時帰省をしていた。また、次女のほうは海外で生活をしていた。

　春さんは若いころから「人生の設計図」を描いてきた。ひとつは事業を興すこと、もうひとつは50〜60代になったら「自分の人生を楽しむ」ために仕事を辞めて、ゴルフを始めることだった。仕事は「胃にいくつ穴が空くかわかんないくらい大変」だったが、「家族のためにずっと働いてきた」。仕事はまだ辞めておらず、60歳を過ぎたとき、計画どおりスクールでトレーニングを受けゴルフを始めた。

　お会いすると、終始自分自身にプラスになっている経験が「他の患者さんにもプラスになるんじゃないかな」と言いながら、インタビューに臨んでくださった。

■■■■ 春さんが語る現病歴

　X年9月、春さんは過去にも何度か渡航経験があったY国に出張した。その滞在中に「食あたりになったのかと思うほど胃がごろごろ」する感じがあり、「下痢がすごかった」という。これまでもY国を訪れたときには、食べ物が原因で「何回も食あたり」になったことがあるので、春さんはそれに「慣れっこになって」おり、市販薬で様子をみた。

　ところが、帰国後1カ月ほどが経っても「下痢が止まらない」ため病院を受診した。このとき医師から「背中は痛くありませんか？」と聞かれ、そう言われてみ

れば「ちょっと背中が痛い」と答えた。医師は「検査を続けるので、このまま自宅には帰しません」と言い、春さんは緊急入院となった。精査により膵頭部がんと診断された。

同年10月、膵頭十二指腸切除術を受けた。10日くらいの入院予定であったが、開腹手術を受けたことで「腸閉塞みたいな、腸捻転みたいな」状態になり、再手術となった。入院していた3カ月間は「食べるのも点滴くらい」で、退院時には「16キロくらい痩せて」いた。その後、外来通院しながら抗がん剤の治療（TS-1）を続けた。

X+1年7月、肝転移が見つかり陽子線治療を受けた。X+2年4月、再び肝転移を認め、もう一度陽子線治療を受けた。同年6月には「右と左の肺に、小さいので10個ぐらい」の転移を認めた。現在はこの転移性肺がんに対する抗がん剤の治療を受けている。

転移が見つかって治療を始めるとき、春さんは医師に「最高でどれくらい治療は続くんですか？」と質問した。医師は「10回です」と答えた。このとき「10回くらいで緩和ケアにいっちゃうのかな」と思ったと言う。

X+3年7月、治療は26回目を数えた。画像検査の報告書には「がんが大きくなることを抑えている」とある。この結果から、春さんは「いい方向にいっていると結論づけていいんじゃないか」と考えている。これまでの病歴を話し終え、春さんは「まあそんなところが全体の流れでございます」と、話を一旦区切った。

春さんが経験したこと

進行は手術直後から始まっていた

春さんの「全体の流れ」についての語りが一息ついたので、私から話しかけた。

筆　者：肝臓の転移があるまでの期間はどうだったんですか？

春さん：2、3カ月して、すぐ転移してましたからね。

筆　者：せっかく治療療を受けたのに。

春さん：そこが一番の打撃でしょうね、それがね。医学的に申し上げまして、IVaというのは普通の人にも、どこのね、医学書にも書いてあるように、もう相

当難しいステージであって、転移をする可能性も非常に高いし、生存率、5年以下の生存率も5%だとか、7%だとか、そういうふうに一般論では言われているじゃないですか。だから手術を受ける前まで、**手術を受けた直後まで**は、あ、これで治ったんだみたいにね、全く勘違いして。マイナス要因というのは全く排除しちゃって、自分の頭のなかでは。〔…〕そこに**現実と遭遇**っていうか、**現実を言われたとき**にはやっぱりショックというか。やっぱりそこが一番大きかったですね。

　春さんは「手術を受けた直後まで」と、がんの転移という「現実を言われたとき」の2つの時間に触れている。この2つの時間には実際に「2、3カ月」という間があるが、「これで治った」と思っていたのは、転移を告げられたときまでではなく「手術を受けた直後まで」だと言う。手術を受けた「直後」から転移という「現実」を告げられるまでの数か月間、「これで治った」と思っていなかったのかというと決してそういうわけではない。手術を受けた後は「転移をする可能性は非常に高い」というマイナス要素を完全に排除し、転移を告げられたときになって初めて「現実と遭遇」したと語られたからである。

　今思えば、「これで治った」という状況は「手術を受けた直後」のわずか一瞬だったという感覚があるのだろう。実のところ手術を受けてがんが治ったのではなく、手術を受けた直後からがんの進行は始まっていたのである。だから、2、3カ月という期間が考慮されないままに語りは続き、手術直後の「これで治った」という考えは、「全く勘違い」だったと感じられてもくる。

新天地にこの足で乗り込む

　がんの転移を認めそれが進行した状況は、「新しい環境」とか「新天地」に住むことだと語る。インタビューが進んだ2回目の後半の語りから引用する。

春さん：お医者さんだって、待ってればすべてを治してくれる、治せるっていうね、魔法なんかないし。〔…〕やっぱり自分がどれだけほんとに真剣に変えていこうと、**新しい環境だから**、**新しい環境で**、**新しい環境のところに住む**という

ことは、**自分も**その環境に適応していかなくちゃ、がんというね、**新しい余生**の環境で、やっぱり変えて。**自分が**変えなかったら、**他人**は「あなた、がんだからかわいそうね」ってね、1回や2回はやってくれてもね、ずっと続かないですからね。**自分が**がん患者として**新天地に乗り込んだ**わけで、この**新しい世界**のなかでどうやって生きていくことが必要なのか、学んでいかないと。ある意味、それが延命のひとつかなと。やっぱり、再発、再発と何回も言われるのが、一番つらいですよね。**自分では**これでいくと（この治療を受けていくと）もう治るんだっていうね。だけど、治してもらえるということは、あまり考えないほうがいいかも分かんないですもんね。特に**進行がんの方々**に関しては。

　この引用で「自分ががん患者として新天地に乗り込んだ」とあるように、春さん自らが新天地に足を踏み入れている。ここでは、気づけば新天地に投げ込まれていたという受動的な感覚としては語られない。ましてや新天地に「遭遇」したのでもない。

　新天地が存在するのは、春さんがもっぱら「自分」に主体を置いて語ったように、その地に足を踏み入れたのが、他の誰でもない自分であるという認識ゆえである。そこでは自分以外の「医者」も「他人」も力が及ばない。医師はがんを完治させることはできないし、他人もこの地に関心を向け続けることはできないのである。だから足を踏み入れた場が、これまで誰も経験したことのない新天地であることを自覚して、その地の住み方を自らで新たに学ぶことで、余生を生きる可能性が広がることになる。

　また、ここに引用した語りでは、「自分」と表現されるばかりであることにも注目しておきたい。最後に「進行がんの方々に関しては」と対象が特定されたように、春さんが、「自分」という言葉を使うのは、進行がんという病気が表立つときや、進行がんを患うすべての人を想定しているときである。進行がんという新しい地に住むというときには、これまでのようには生きられない。がんを患う誰もが、その環境に自分を適応させたり、その環境で生きる術を学んだりすることを余儀なくされるのである。

生の際を生きる

　しかし、春さんが足を踏み入れた新天地には、生きる厳しさがある。同じがんを患っていたとしても、早期がんと、「ステージⅢ、Ⅳ」の進行がんとでは全く異なる。

　春さん：**僕たち**のような、（ステージ）Ⅳaだとか、**そういう人たち**っていうのはまた、がんでもちょっとⅠ、Ⅱの方とは違いますよね、もうね。もうかなり、**死のね、死神様のね、ほうに近寄っている**ということだから。**ステージⅢ、Ⅳの方**はやっぱり違う。Ⅰ、Ⅱのがんの患者の方とはやっぱりちょっと違うね、ものの考え方とかちょっと違う方法でいかないと。がん患者というひとつのくくりとはね、僕は違うと思うんですよね、全然ね。〔…〕**僕ら**は、すぐ転移して、治ったと思っても、すぐどっかで転移する可能性ってのが、ものすごくあるわけですよね。それは、永久的にがんと、がんを墓場まで、一緒にね、連れて行くような状況になっちゃってるわけですよね。ステージが、発見が遅かったために。これがほんと、ⅠかⅡのステージだったらよかったのになあと思うけども、人生いろいろね、ありますから。すごく早く発見される方もいるし。**僕のようにぎりぎりでね、生かさせてもらってる**、生きてるケースもね、そんなに多くなくても、あるわけじゃない。

　ここでは、「僕たち」「そういう人たち」「ステージⅢ、Ⅳの方」という複数を指し示し、進行がんの患者全般について語る部分と、春さん自身に焦点をあてて「僕」という単数形で語られる部分がある。

　一般的に言えば、がんが進行したステージにある「僕たち」は、「かなり、死のほうに近寄っている」状況で、最期はがんを連れて墓場まで行くことになる。春さんが、ここで「そういう人たち」や「ステージⅢ、Ⅳの方」という、不特定の他者を示す言葉を用いているように、現状として、死の「ほうに近寄っている」のは、春さんではないのかもしれない。むしろ「僕」自身は、「ぎりぎりで」「生かさせてもらっている」。死と生との境に「ぎりぎり」という際があるならば、春さんは、その際を生きているということであろう。春さんが住む新天地は、死のほうにはあるが、実際は生が礎となる際に位置している。

春さんが「自分」と言うときには、進行がんという病いの経験が前提とされると前述したが、その一方で「僕」が用いられるときには、生の語りと結びついている。インタビュー終盤になると明確になってくるが、主格の用いられ方については、折々で触れていきたい。

いつ超えるのか問い続ける

　生の際という新天地には、「いつ」「どこに」という問いがつきまとう。春さんは体内にあるがん細胞に問いかけるように語る。

> **春さん：新天地なんだから**、それはもう**自分**から積極的に、生き方を、住み方を、生活の仕方を変えていくというところにね。
> **筆　者**：住み方を変えるんですね。
> **春さん**：生き方をね。**だって新天地だもん**、がんというね。〔…〕（ステージ）Ⅰで転移するってことはないわけだから、（ステージ）Ⅱでね。**僕たち**のほうだったら（ステージⅢやⅣだったら）、「**どこに**転移するの？」と。「**いつ**それがね、出てきちゃうの？」と。「**どこで**、ミクロの世界の、そのがんの分子がね、体中にこういて、それが**いつ**顔を出すの？」と。「顔を出すよね」と。「**いつか**、出すよね」と。で、その恐怖心と闘っているわけですよ、**僕たち**はね。

　ステージⅠやⅡの早期がんと違って、進行がんを患う「僕たち」は、抗がん剤で抑えているがんがいつかは顔を出すと予期しながら、それが一体いつなのかを問いかけずにはいられない。いつという問いに答えが出たときには、生の際を超え出て死のほうにさらに近づくことを意味するのであるが、その恐怖と闘いながらも、問いかけ続ける。ステージが進めばそれが顔を出す確実性は増すのである。この「いつ」というフレーズは、次に挙げるようにやはり死の可能性が包含されている。

> **春さん**：患者になった方は、やっぱり逆に言ったらね、じゃ、がんになったら、**いつ**死んじゃうかわからないんだから好きなことをやってね、好きなようにね。

がんと闘って延命というか寿命をね、**長く生きる**んだっていう気持ちをもっても らったほうが、プラスになるような気がするんですよね。**僕は。**

いつでも死に転じる可能性のある新天地にいるからこそ、生き方を変えなく てはならない。このとき、病気が前提とされた「自分」や「僕たち」ではなく、「長 く生きる」という気持ちをもった「僕」であることが重要である。その思いが、い つかはくるかもしれない死の訪れを遅らせることにもなるはずである。

生きていく根拠がある

生の際という新天地に住むことは、誰にも理解できないだろうと春さんは言う。

春さん:**自分**が生きてる世界は、先生とも違うし家族ともまた**違う**し、**自分**の新 天地だってことってことをね、**自分**が自覚して。家族や先生を新天地に巻き込む **ことができない**しね。わからないし、**絶対にわからない**しね、それは。どんなに 愛する人でもね、どんなに尊敬する方でも、それはやっぱり**違う**んですよ。**自 分から**どうやって**切り拓いていく**かっていうね、心構えをいつも持ち続けること が、大切なんじゃないのかなあっていう気がしますね。それはやっぱり、生 きがいの柱を何本か持つことですよね。**僕は**本当にX病院に頼って**生きてい く**っていう、一つの柱をね、持っているし。孫のこともそうだし。孫プラス家族。 自分自身のそういう、ウクレレに出会って楽しいと思うし。ものすごくプロぐら いになってやろうかなあとね、そういう気持ちで。

新天地に関する語りで、春さんは「自分」という言葉を使い、語っていくのも 特徴的である。新天地とは、これまで述べてきたように、進行がんが前提とさ れた生の際にあるが、そこに足を踏み入れたのは自分であって、家族でも医 師でもない。「自分が生きている世界」である。

その世界に他者を「巻き込むことができない」のであるから、その地が他者と 共有されることはない。また、それがどのような地であるのかは、他者には「絶 対にわからない」。そうであれば、他者にとって春さんのいる世界は、経験のな

い未踏の地になり、春さんと他者がともに立ち、ともに住むことは難しい。

　この地では、他者と交わる場がつくり出されることがないために、他者の力を頼ることはできない。だからこそ、新天地に住むには、「自分が」自覚し、「自分から」切り拓いていく必要がある。このことは、春さん自身に限ったことではない。先に述べたように、春さんが使う「自分」には、進行がんを患う誰もがという意味をもっている。春さんが語る法則に従うなら、誰もが新天地に自分ひとり立つという、孤立の経験をしているのかもしれない。

　しかしながら、矛盾するようであるが、春さんはひとりではない。新天地を他者と共有できない代わりに、春さんにはその地を「生きていく」根拠がある。春さんの「生きがい」は、家族であり、ウクレレである。自分の「生」が意識されてくるとき、主格は「僕」という唯一性を示す言葉にやはり変わる。「僕」という語は、進行がんという病いとはかかわりのない世界を生きようとする春さんらしさが現れてくるサインである。

直感を働かせる

　語りの続きを挙げる。

筆　者:そこの新天地には、あれですね、恐怖心みたいなものもあって。排除するのか、一緒にいるのか、どうなんでしょうね。

春さん:人間としては排除できないでしょうね。排除できるほどの、精神力が強い方っていうのはいないと思いますね。脳裏のどっかには、そこはね、ずうっとこう焼きついちゃってて、1回**焼き印**と同じでね。**焼き印**、脳裏のなかで、がんというのがばんと押されちゃって、「あんたは進行性、どこで転移をするかわかんない」「転移何回」ってなった場合には、これはもう**烙印**だと思うね。だから、しょうがないですね。**消えない**しね。そこと、**消えない、消えない**、何かと、自分のエネルギーを使って闘わすことはないんじゃないかなと。負け戦ですから、ある意味ではね。

　この引用にある「どこで転移するかわかんない」というフレーズは、先に挙げ

たように、生の際を超え出ていく可能性があること、つまり死の領域に近づいていくことを意味する。進行性のがんという烙印を押されることは、生の際に至ったことの証明書を発行されるかのようである。このとき、「あんたは進行性」と機械的に振り分けられるのであるから、作業には何ら感情を伴わない。しかも、消せないのではなく、消えないのであるから、自分の意思でどうなることでもない。

　温情の入る余地のない、自分の力の及ばない事実と闘ったとしても、体内にあるがん細胞が消えることはない。もはや覆すことができず、勝負はついているのであるから、ここにエネルギーを使って闘う必要もない。次に語られていくように、進行がんという生命を揺るがす状況では、エネルギーをどう使うかが問われる。

（語りの続き）

筆　者：そこを頑張らなくてもいいと。

春さん：そう。残されている**自分たち**のエネルギーっていうのは、患者さんによっても違うけれども、ものすごく若かった頃よりも、半分以下になっちゃってるわけじゃないですか。その残されたエネルギーをどこに使うかってことは。山で遭難された方がね、（…）（生還した状況を考えると）変なところでエネルギーを使っていないんだと思うんですよ。本能的にね、動物的な本能にね、**ここで**あんまりね、エネルギーを消耗しないで、もうちょっと頑張って、**ここでじっくり**していて、お水だけ補給して。なんかそこで、恐怖心でもって、自分から先に外に出て、エネルギーを使っても、ね。それで命絶えてしまうような。だから残されたエネルギーを正しいところにね、やっぱり使っていくのが。

　この語りにある「自分たち」は、これまでの語られ方から、ステージⅢやⅣといった進行がんを患う人を指す。年齢という個別差はあるものの、進行がんという状況下では、使えるエネルギーには限りがある。だから、エネルギーを「正しいところ」に使うことを考えておかなくてはならない。たとえば、山で遭難したとき、助かろうとしてやみくもに歩いても、体力を消耗するだけである。進行が

んを生きる自分たちも同様で、がんがいつか顔を出すという恐怖心から衝動に駆られて動き回るのではなく、「ここでじっくりして」、エネルギーは温存しておくのがよい。

　春さんは、このとき「動物的な本能」に従うのだと言う。外に出ずに「ここ」に留まるのか、「ここ」では水分補給だけをしておくのかを選択していく。こういった選択は、命が絶えないように、「動物的」な感性だけで、生きることそのものに直感的になることで選び取ることができる。脳裏に焼き付いて消えない恐怖心に抗うように、残されているエネルギーをやみくもに使うことは、「正しい」とは言えないのである。

本能的な計算をする

　さらに、春さんは、「本能」について、「そのとき」と「あとを振り返ってみる」という2つの時制を用いて、次のように語りつないでいく。[23]

春さん：きっと天候とか、そんないろんな条件をみながら、自分の残っているエネルギーをどこで使えばいいかっていうことを考え、ま、**計算はできないんだ**と思う、そんときは。**全部あとを振り返ってみると、本能**的にね、**そのときはやっ**てんだけど。**あとで振り返ってみる**とね、すごくね、偶然の賜物みたく、でも偶然じゃないんですよ。あれね。僕はそんなに偶然じゃないんだと思うの。やっぱり**本能的に計算**されて、ベストなチョイス、**そのときの最善**、一番いいことをね、選んでやっている、行動しているんだと思うんですよ。だから助かると思うんです。

筆　者：なるほど、選び取っている。

春さん：だから本当に、偶然の偶然の偶然、いい偶然が重なったんですって言うけども、そんなに偶然って重ならないような気がするのよね。やっぱり、その人がそれなりの、**そのときはわかんないけども、振り向いて**、ぱっと見ると、あんとき、こう思っていたから、やっぱりこっちに来たんだろうなとかね。（…）結局、

❖23　この引用で、「選んで」「決定する」「デシジョン」という言葉が使われているが、治療選択のような意思決定とは異なる。話題は、残されたエネルギーをいかに使うかということである。

振り返るとわかるんですよね。でも**そのときはわかんない**んだけれども、わかんないときに決定する、デシジョンというか、それが人生をすごく左右するんだよね。すべてにおいてね、すべてにおいて。後悔にもなっちゃうし、もちろんね。

　本能を働かせることによって「そのとき」の「最善」を選び取ることができる。しかしながら、先に述べたように、本能は「動物的」であるために、複雑な要因を思考し、論理的に答えを導き出すような「計算はできない」。つまり、春さんが残されたエネルギーをどう使うのか、好ましい結果を得ようと戦略を練っているわけでないということになる。

　そもそも春さん自身は、本能が発揮される「そのとき」自体がわからない。時が経ち、「あとを振り返って」、それが最善だったと経験されたときになってはじめて春さんにも理解可能になる。「そのとき」を春さんが自覚できない分、「最善」の選択だったと思えることもあれば、「後悔」にもなり得るのであり、これが人生を左右していく。本能は、「そのとき」の最善を選び取る能力をもっているが、必ずしも最善を選択することができるという保証はなく、過去の経験を意味づけできたときにようやくその存在を表すものだと言える。

　春さんが「そのとき」に起きていることを自覚できないのであれば、最善は、「偶然の偶然の偶然」というような、よい偶然の重なりによって選択されるのか。春さんはこれもまた、否定する。

　計算して戦略を練るわけでもなく、偶然の重なりでもない。春さんは、本能的な計算という言葉にたどり着く。単に、生きることに直感的な本能だけで応じているというわけでもなく、「だから助かる」という結果を導くには、「いろんな条件」を計算して、最善となるような「一番いいこと」や「行動」を選び取っているはずだからである。春さんが経験した本能とは、「そのとき」がわからないないままに過ぎるが、エネルギーを温存し、ただ自分を生かすことだけに直結する行動をシンプルに選び取ることができる能力であり、「あとを振り返って」考えてみたときに一連の計画のようにも思えるものである。

新たな住み方を探す

春さんは、自分の足を踏み入れた新天地を切り拓いていくことに残されたエネルギーを使う。たとえば、食事である。抗がん剤の副作用によって生じた味覚の変化に関する語りを語られた順にあげてみたい。

春さん：TS1（抗がん剤）をしたときも食べられなかったです。食べられないものは必ず食べない。食べに（外に）出ちゃうとかね。（妻が作った）食事をね、もう一口つけて食べられないものは無理して食べないです。なぜかというとね、僕の経験から言うと、無理すると脳がね、覚えるんですよ。同じ食べ物がでますとね、食べられないです。最初から箸をつけないんです。
筆　者：記憶に残って。
春さん：記憶に残ってる。味が記憶に残ってる、鮮明に。（…）そうしますとね、その次の日お昼でも夜でももう必ず外食。外食がどうやって作られているかわかんないけど雰囲気で食べちゃうというか、そのノリでね、環境を変えることによって、自分の脳を切り替えて、**食べさす**っていう工夫を僕はしたんですよ。だから比較的食べるほうだと思います。それが抗がん剤に負けないという一つの、自分なりの解釈です。

　春さんは、抗がん剤の副作用によって「食べられない」という経験をしている。脳に鮮明に記憶されてしまうと、妻が自分のために作ってくれた食事でも食べることができなくなる。春さんは、「必ず食べない」「無理して食べない」「最初から箸をつけない」というように、食べられないものは口にしないことを徹底する。
　そうはいっても、抗がん剤の投与をやめることもできない。治療を続けながら、「比較的食べるほう」でいることは、進行がんを生きるためには必要である。食べられないものが記憶され、ごまかしのきかない脳をどうにか切り替えるために、春さんは、環境を変え、ノリや雰囲気という手立てをつかって、「食べさす」ように自らで仕向けていく。

春さん：自分が患者になって、ふと気が付いたときに、自分がやっていた、パワー的にはもう10分の1ぐらいにダウンしているわけじゃないですか。その

なかで、治療をする、抗がん剤による副作用の部分で、自分がこう**遠慮して**ね、作ってくれたから食べなくちゃっていうことになって、さらにものすごくね、自分自身は、自分自身に偽って、食べるっていうこの**努力**は、僕は**むなしい**んじゃないかなっていうね。（…）抗がん剤を受けて帰ってきた、その1週間なり10日間ぐらいの味覚の変化っていうのはね、これは**君（妻）にもわかんないし、僕しかわかんなくて**。実はね。その味覚の変化というのはやっぱりすごくあるんですよね。だめなものはだめで、拒絶をしていって、合うものだけを食べていくことによって、体力を、落とさないというかね、抗がん剤に勝つ、まあがんに勝つですよね、ということをする工夫をね、したほうがいいんじゃないかと思うんですよね。

　「食べさす」ように仕向ける必要があるのは、進行がんを患い、治療を続けてくると、やはり以前のような力がないことにふと気づかされるからである。だからといって、春さんは、「食べられない」ものを無理して「食べさす」わけではない。

　もし料理を作ってくれた家族に対して「遠慮」という気遣いで返すならば、食べるという「努力」を自分に強いることになる。「遠慮」や「努力」は、残された体力を消耗させることになるだろうし、「むなしさ」を感じるかもしれない。あるいは、結果として「比較的食べるほう」ではいられないかもしれない。これでは、10分の1まで減ってしまったエネルギーを正しく使っていることにはならない。

　だから、春さんは、「がんに勝つ」という最善の結果がもたらされるように、家族への気遣いを退け、「だめなもの」は拒絶をし、抗がん剤によって変わってしまった自分の味覚に「合うもの」だけを選んでいく。ときには、ノリや雰囲気で脳を切り替えるという手段をつかってでも自分に「食べさす」のである。これらは、やはり計画された一連の行動のようにも思える。他方、先に春さんが語った、生きることだけに直感的になる「本能」という観点で解釈するなら、遠慮や努力を強いる家族への気遣いを捨てることで、生きるために「食べさす」というシンプルな構造を残すことが可能となる。こうしてみると春さんが語った本能的な計算という表現は言い当てているかもしれない。

　さらに、「食べられない」ことが経験される世界は、「僕しか」わからないこ

とで、これを他者が理解するのは難しいのであるから、春さんが足を踏み入れた新天地での生き方を語っているといえる。今、このように理解可能な経験として語られてくるのも、インタビューという方法を用いて、春さんが「あとを振り返って」いるからである。過去を振り返り、「比較的食べるほう」の自分がいるという事実が、春さんに認識されたとき、生の際という新天地で、自分を生かしておく住み方として獲得されていく。

　食事の経験が新天地での住み方を探す一例であることは、次の語りからもよくわかる。

　春さん：特に抗がん剤を受けている方は、これもうやっぱり、化学的療法のなかで味覚が変わっているということは、皆さん言われていることで、どこでもね、皆さん体験することなんだから。そこに逆らわずにね、味覚が変わっているんだから、**新しい味覚を自分で探す**、そういう工夫をすればね、いいんじゃないかなっていうのが、僕の持論というかね、考え方なんですよね。だから、家族のために、折角作ってくれたからとか、折角何だからっていうことは、折角っていうのはもう頭から取り除いて。
　筆　者：取り除いて、うんうんうん、新しいものを探す。
　春さん：探すというね、で、やっぱりそちらに合わせて行った方が、がんと闘う部分ではね、長く闘えるんじゃないかなと。

　「新しい味覚を自分で探す」、このフレーズは、はじめに引用した語りにあったように、「新しい世界のなかでどうやって生きていくことが必要なのか」「自分からどうやって切り拓いていくか」、学んでいかなくてはいけない、という語りにつながる。「探す」というのは、味覚の変化という新たな領域に適応していく行為である。この適応は、がんと闘うためであり、その闘いが効を奏している限り、「長く」闘うことができるはずである。このことは、春さんの延命に関わる。

　食べることは生きることに関係する。春さんは、食事に関して、家族への気遣いを捨てるのであるが、家族への思いは別にある。

春さん：自分の本能が、命ずるままにね。(…)まず、食べて抗がん剤に、勝つというね、ポイント。食べなくなっちゃったら、抗がん剤が受けつけられなくなった、歩けなった、というね、流れは、絶対避けるように、自分から努力をすべきだと思いますね。(…)家内には悪いけどね、こういろいろ作ってくれてね。一口入れて、「これもだめ」「これもだめ」「これもだめ」「これもだめ」で「もう食べられないから、ちょっと外に（食べに）行きたい」とかね、言っちゃうわけだから。でもそれは、やっぱり、自分自身を生かすというね、自分自身を生かすことによって、他人が生かされるという部分もあるし。ま、逆ももちろんあるんですけれども。

　春さんが描くのは、「本能が、命ずるままに」「食べて抗がん剤に、勝つ」ことで、「自分自身を生かす」、それによって「他の人が生かされる」というストーリーである。このストーリーをできる限り長く続けようと、春さんは「努力」を惜しまない。生かし生かされるという関係にある自分と他者とが人生をともにすることは、、春さんにとって何よりも重要だった。

がんと共存していく

　春さんが、生の際という新たな地で、住み方を新たに探すのは、がんと共存していくためである。同じように語られた語りを挙げる。

春さん：こう冷静に考えてみるとね、**もうなっちゃったもの**だし。**あとは**、どのようにして、それとまあ、月並みな言葉で言えば、どうやってね、**共存してくか**と、いうことを考えたほうが、楽なんじゃないかなあと思うんですよね。まあ、そんな意味で、体が受け付けないことはもうしないと。**本能**というか、体が求めている方向に自分自身を素直にね、置いてしまうと。

春さん：がんがあるということは、まあ、これは**もう変えることができない**し、手術もできないし。僕は、だから**あとは**、どうやって大きくしないで、**つき合っていく**かと。で、つき合っていくというのは、環境を自分で**本能**的に変えてるんだろう

と思うんですよね。僕は**本能**的に生きてるだけなので、あまり考えずにね。

　体に「がんがある」という事実は変えられない。この事実に抗うのではなく、事実を事実として認め、春さんは、がんとの「共存」を目指す。共存は、生の際という新たな環境において、がんを「大きくしない」ような住み方を新たに覚えていくことで可能となる。その極意は、自分の「本能」をいかに働かせるか、である。

自分をケアする鍵を手にする

　しかしながら、がんとの共存には苦しさがある。がんと共存する世界は、生の際にあるからである。シビアな世界で春さんを救っているのは、趣味となったウクレレである。ここに挙げたのは、ウクレレについて初めて語られた場面である。

　春さん：病気のことを考えないで**夢中**になれるものをひとつつくるっていうのはね、すごく大切なことじゃないかなと思うんですよ。**僕はウクレレ**をね、すごく**夢中**になって。（…）**僕は**ベッドルームにひとつ置いて、リビングルームにひとつ置いて。リビングルームに行って、座ったときに横にあれば横でやって。ベッドルームでもって、こう、もう寝ようかなあと思って、そうだ！と思ったときに、ベッドルームにひとつ置いて。ひとつずつ置いてね。**すぐ、とにかく触れる**ように。（…）誰でも暗いですよ、はっきり言いまして。まあそれは引きずってもしょうがないことであってね。そこ（暗さ）を引きずらないためにはどんな、具体的な、精神面の、**自分ができる治療**があるのかっていうことをね、追及しなくちゃいけないのかなと。**僕**はっきり言ってね、（ウクレレに）**救われた**と思います。

　ウクレレを奏でることは、「病気のこと」が存在しない、「夢中」になれる空間を開く鍵のようである。春さんの日常には、「すぐに、とにかく触れる」ことができる距離にウクレレが置かれており、春さんが「そうだ！」と思い立つのと同じくし

❖23…この後で紹介する研究参加者も自分の「精神」や「気持ち」をケアする経験を持っている。

て、ウクレレは春さんの手元にすでにあるという状況がつくられる。

　春さんは、がんとの共存で襲われる暗さを断ち切るように、ウクレレを奏で、「夢中」になることで開かれる空間をつくりだす。この具体的な手立てに「救われた」と語っているように、生の際という環境に住むには、自分の「精神面」は自分でケアすることが求められた。春さんが家のあちらこちらにウクレレを置いていたことを考えれば、がんがもたらす暗さもあちらこちらで発生していたのではないだろうか。

自分を"他の世界"に押し込める

　なぜウクレレを弾くことが精神面のケアとなりえるのか。2回目のインタビューでもウクレレのことが再び語り直される。

春さん：僕がウクレレをやったっていうことがね、非常に。これもね、ラッキーだったっていうか。(…)テレビ観たり、雑誌読んだり、新聞読んだり、**その合間合間に**、**必ず**がんのことを考えるわけじゃないですか、ね。テレビ24時間没頭して観てるわけじゃないし、新聞ずっと読んでたって、**ページの合間**に、がんのことを**やっぱり**考えるじゃないですか。こんなことやってたらね、だめじゃないかなあと、思いましたもんね。何か**自分で没頭**をね、できるものをしなくちゃだめだなあと。(…)そういうなんか世界のね、**新しい世界を、次から次に自分がつくれた**っていうことが、すなわち**集中**できるじゃないですか、**没頭できる**じゃないですか。(…)そういうことでまあ、紛らわすというか、紛れてきたというか。うしろ振り向くと、3年半ちょっとがんと闘って。でもその1・2年、そういうがんになって、退院してから、そういう**自分を他の世界に押し込める**ね、まあ、ある意味での工夫みたいなね、してなかったら、やっぱりどうだったかなっていう気がしますね。幸いにしてもう、そういうのができたのがね、よかったなあと。

　生の際という新天地で発生する暗さは、あらゆることの「合間合間に」「必ず」「やっぱり」意識されてくる。ページをめくる「合間」などは、通常なら気にも留めず、流されていく「間」である。しかし、この一瞬の「間」でさえ、その流れを

止めるかのように、暗さが意識されてくるのである。

　新天地という日常の「合間」に発生する「暗さ」から逃れるための鍵がウクレレである。ウクレレを弾き、没頭することで、「新しい世界」「他の世界」が開かれていく。春さんがここでいう世界は、生の際という新天地とはまた別の世界である。つまり、ウクレレが開く世界は、新天地で発生する暗さから一時的に避難するシェルターのようである。

　そして、暗さは「合間合間に」発生するために、春さんは「次から次に」世界を作り出さなくてはならず、その世界に自分を「押し込める」というような、半ば強制的な力を働かせながら、「他の世界」に自分自身を沈み込ませていくのである。こうすることで、がんがもたらす暗さを紛らわしていく。実際に「紛れてきた」というのが春さんの実感である。

　春さん：痛いですけども、でもそれでも、じっと30分ぐらいね、やることもあるし。ものすごいしびれているからね。（指先を指しながら）ここのところ、痛いですよ。でもね、まあ普通に持って、ぐわっと持って、やってますよ。あの、それがよかったんじゃないかと思う。

　ウクレレの弦をつまびくことは、抗がん剤の副作用で指先にしびれのある春さんにとって容易いことではない。それでも、ウクレレが他の世界を開く鍵であり、精神面をケアする手立てである限り、それを手放すことはできない。

　春さんはがんの手術を終えたあとからウクレレを習い始めた。20代から「人生の設計図」を描いて、それにチャレンジしてきた春さんにとって、ウクレレを習うこともそのひとつだった。

　春さん：僕はウクレレをやったり。精神的にやっぱりダウンしていっちゃうんじゃないかなということで何か、自分が若いときからもっている、その向上心だとか、**チャレンジ精神**だとか、そういったものをね、病気になったならないにかかわらず、ずっとね、続けていったほうがいいだろうなと。

春さん：ここで**チャレンジ**をしなければね、そのまま、きっと、**病人**になってしまって、終わってしまうんだろうなと。(…)この病いをともかく、病いと考えないで、克服していくしかないだろうなと。**チャレンジ**していくことをしなくちゃいけないんだろうなと思って。

　他にも、ウクレレ奏者の「プロぐらいになってやろうかなぁ」と笑いながら語っている箇所があるが、ウクレレを弾くことは、がんになる前から「チャレンジ」してきた春さんの生きざまが投影されてもいる。人生を「病人」として終わらせるのではなく、チャレンジ精神で人生を歩んできた、もともとの「僕」として生きることを呼び起こしてくれるのが、ウクレレであろう。ウクレレを弾き続けることは、春さんの人生そのものである「チャレンジ」を全うすることになり得る。

生きることにチャレンジする

　生の際にいるとしながらも、春さんは、次に引用する語りから、決して「死のほう」に向かって生きているわけではないことがわかる。ここでは、「僕」という一人称が用いられており、特徴のある語りである。

春さん：**死後の世界も、ただそれがあるんだな**ということと、有限だから悔やんでもしょうがないのかなと。早く**来る**か遅く**来る**かだけのね、問題であって。ただそれ以上に、そんなことを**僕は**考えるより、**生きたい**、やりたいことがあるっていうことが強いってことですよね、**僕には**。**生き延びたい**ことがあるっていうね。生きる理由というか、目的というか、**チャレンジ**したいというね、気持ちの方が強いというね、ことですよね。**生きることにチャレンジ**はね、するけども、でもそれがもう、有限の期日がね、**来た**ということであれば、それは受け入れなくちゃならないことで。その辺の覚悟というかね、それはもう明確になってますよね、自分の気持ちのなかではね。まあ嫌ですけどもね、寂しいことだけども。(…)だからそれ(孫の存在)が、**僕が生きたい**と思ってる原点なんだろうね。今、亡くなってしまったらね、かわいそうだなと思って、少なくとも**彼女(孫)が覚えてくれる年ぐらいまで**ね、**生きて**、一緒に過ごしたいなと。

春さんは、「死後の世界」を「ただそれがある」と位置づけるだけである。そして、「有限の期日」が「来た」ときには、それを受け止める覚悟はできている。

死後の世界や有限の期日が春さんのもとに来るのであるから、春さん自身はそこへ向かっているわけでは決してない。春さんが「僕は」という主語を置いてはっきりと語るのは、むしろ「生きたい」「生き延びたい」という思いである。その原点となっているのが、孫の存在である。

幼い孫の人生に自分を関わらせようと、「覚えてくれる年ぐらいまで」「生きて、一緒」にいる未来を描く。それを実現させるために、春さんは、生の際にある新天地での新たな住み方を学びながら、生き延びることの「チャレンジ」に自分を向かわせている。

2 ひかりさん

ひかりさん（仮名）は50代のシングルマザーで、高校生になる娘と一緒に暮らしている。絵画や音楽などのアーティストとして活動を続けている。がんと診断されたとき「空気のいい、緑のたくさんあるところで療養」したいと思い、引っ越したと言う。インタビューでは自然に触れた語りも多い。他にも、子ども時代の経験、結婚、出産、芸術における学びや活動、人との出会いなど、これまでの人生全体を絡めて語ってくださった。

■■■■ ひかりさんが語る現病歴

X年、ひかりさんは「胸にひっかかりを感じ」いくつかの検査を受けた。結果を聞くまでは「なにか乳腺症とかね、そういうものなのかな」と思っていた。2週間後、医師は「疑いがあるっていうんじゃなくて」「確信をもって」がんであることをひかりさんに伝えた。「どんな治療を私が受けたいか」を「私なりにいろいろ考え」た末に、乳房同時再建術を受けたいという「強いものが胸に湧いて」きたという。

X年4月、乳房全摘術と乳房再建術を受けた。術後すぐに「赤い点滴（抗がん

❖24 この当時、インプラントによる乳房再建術は保険診療外であり、同時再建術を行う病院も限られていた。

剤）」の治療を受けたが、「二度とやらないと思っている点滴」になるほどのつらい経験だった。

X+5年、体を起こしたときに背中の痛みを感じた。医師にも伝えたが「数値にも表れてなかった」「別に転移ではない」と判断され、Bさんも「エアコンとか、そういった影響でなってるかなあくらいにしか思ってなかった」。

しかしX+6年2月、「肺だけじゃなく、リンパ節とか、いくつか転移」を認めた。乳がんに罹患していることは「受け止めていたつもり」だったが、それが「遠いところに広がっていた」ことを知ったとき、「空気が止まったみたいな感じを受けた」という。

X+10年5月に「肝臓とか、ほかの臓器にも転移していることがわかり」、現在も加療を続けている。

■■■■ ひかりさんの経験したこと

自分の健康をプロデュースする

ひかりさんはがんと診断されて以降、自分にプロデューサーの役目を課してきたという。このプロデューサーとは、誰に遠慮することなく自分を軸に考える存在である。

> **ひかりさん**：そこから私は、**自分の**ね、その身体なので、医師に、結局、それ（治療）が可能かどうかというのは、それは**委ねる**んですけれども。まずはね、**自分の**健康についてのこれはね、プロデューサーとかね、ディレクターにならなくてはいけないくらいの気持ちでいましたね、その時はね。できて**しまった**というか、そのようにもう宣告された事実は変わらないのでね、それを**いかに受け止めて**いくかの違いが、**このあとの**ね、**自分自身に対して**のケアでもあり、**自分が**行えるケアでもありね。また、それが治療のね、**予後**[25]とか、そういったところにも関係があるというふうに思ってましたので。

プロデューサーには、がん罹患の事実を受け止めていく役割がある。がんは「できてしまった」と表現されたように、ひかりさんからしてみれば、その事実は

意にそぐうものではない。それでも、ひかりさんは、それを「いかに受け止めていくか」という問いにこれまで応えてきた。

ここでは、がん罹患の事実を受け止めるのではなく、受け止めていくと語られたように、受け止めるという一時点の収束を目指すというよりも、受け止めていくプロセスに意味がある。つまり、事実の受け止めは、ある一時点で行われるものではなく、その折々で発せられる「いかに」受け止めるかという問いに応えるように、幾度も更新されてきたのであろう。この受け止め方の違いが、「このあと」や、ひいては「予後」にも関与してくる。

この引用で、「自分の健康」「自分自身に対してのケア」「自分が行えるケア」と、「自分」が強調されているように、自分自身のために働くのがプロデューサーであり、自分で自分を「ケア」するという現実的な行為者である。先に述べたように、プロデューサーは事実を受け止めていく役割を担っているが、このあとに続く「予後」という未来を見据えて、「自分」ごととして自分に関心を寄せる者でもある。

そして、次に語られるように、プロデューサーは、事実の受け止めに基づき、決断を下す。ここでは、先に引用した語りと違って、「私」という個別を示す人称を用いて語られることから、対他者の様相が濃くなる。

> **ひかりさん**：で、**私**はもう自分でこの方に**お任せする**って、医師をね、医師に対して**安心**して、もう委ねたっていう**感覚**になってましたから。（医師の）そのライセンスを持って、果たして**それ（治療）が**可能かどうかを判断してくださるのは医師だけれども。でもどの方に診ていただきたいかとか、そこまで含めて**私が決めたい**と思ったんですよ。もうなんか生意気な言い方をさせていただくと。

「私」は、「医師」に任せ、委ねる。このことは、ひかりさんが、医師にすべてを一任し、医師から提示された治療方法のうちのどれかひとつを選択するのではない。そうではなく、ひかりさんがある医師に「お任せ」するというときには、それよりも前に、「それ（治療）が可能かどうかを判断」できる医師がすでに選定

❖**25**─「予後」という言葉を用いているが、語り全体を通してみても、ひかりさんはあと何年生きることができるかといった余命を問題にしてはいない。

され、決まっている。「お任せ」のプロデュースとは、自分の好みをよく知っている自分がそれ（治療）を選択し、それが実行可能になるように次のアプローチを展開していくことを意味する。こうして、自分の健康の総責任者としての役割を果たすのである。だから、ひかりさんは、医師の判断を含めて、安心して委ねたという感覚をもつことができるのであろう。

さらに、ひかりさんがプロデュースする「自分の健康」プロジェクトには、精神的な復活も同時に求められている。

> **ひかりさん**：今回のプロジェクトについてはですね、私の病気について言えば、もう失敗は許されないと思ってましてね。**自分自身に対してのこと**なので。でもここで何かが違ったりとかするとね、結局、病気は治っても**精神的**にどうしてもこうね、そこまで復活ができないとかね、いろんなことが**影を落としてしまうよう**ではいけないというふうには思いましたので。

がんの治療については、すでに医師に委ねたのであるから、この時点でプロデューサーとして判断を下すという役割を果たしたことになるが、一方で、がんがもたらす精神的な問題はどうするのか。これもまた、他に影を落とすといった波及する影響をもっている。先の引用で、「自分自身に対してのケア」「自分が行えるケア」と語っていたが、精神的な安寧をもたらす「ケア」は、他者の手に委ねることなく、ひかりさん自身が担っていく。これについてはこのあと段々と語られていく。

最終的なジャッジは下さない

プロデューサーとは、事実を受け止め、望むケアを実現させ、全体としての自分をケアする行為者である。しかしながら、「最終的なジャッジ」は下さない。

> **ひかりさん**：ある方は**神様**というかもしれないですし、まあ**宇宙観**というか。**自分が**たとえば最善だと思ってももっと**大きな視点**からすると、**いっとき**はいいけれども、**その先**悪くなるようでは、それは最善ではないわけですよね。なので、

自分としたら、ここまで努力したけれども、それで本当にいいかどうかっていうのは、最終的なジャッジっていうのは**私自身**っていうよりもね、何か**自然**の織り成す、何かが決めてくださるくらいな、もう本当に委ねたっていう感じをもったんですよ。

　この語りでは、「私自身」と、神や自然といった具象のない、何か「大きな視点」が引き合いにされる。ひかりさんは、「自分が」最善だと思うことを、「自分としては」努力することもできる。しかしながら、この最善や努力には、「いっとき」とか、「ここまで」といった限界がある。「最善だと思っても」「努力したけれども」「いいけれども」、その先は悪くなるかもしれないし、それで本当にいいのかもひかりさん自身には判断がつかない。

　「その先」や「最終」といった先々までを見通すことに限界があるなら、それを大きな視点に託してしまおうというのである。先に述べたように、自分の健康を担うプロデューサーは、自分をケアする現実的な行為者であり、このあとの予後にもかかわるのだが、治療やケアがもたらす結果の責任を負うことはしない。

ひかりさん：人間というのは生まれている以上は、亡くなる方向に歩んでますから。そのメモリがどのくらいかっていうのは人によってまた様々で。（…）そうすると**私が**決めてもなかなかそれが叶うかどうかがわからないということもありますよね。なので、そういう世界観みたいなのを常にもってはいるんですよ。

　先の引用で、ひかりさんは、自分へのケアが「予後」に関わると語ったが、ここに引用した語りを踏まえると、予後とは、あと何年、生きることができるかといった余命を指しているのではない。人生に刻まれているメモリは、「私」の決定が及ぶものでも、推測できるものでもなく、何か「大きな視点」によって最終的な判断が下される。3回目のインタビューでは次のように語られる。

筆　者：自分はプロデューサーの役割として。
ひかりさん：それは自分に**しか**できないことですから。**あとは、この未来**がね、ど

うしていきたいのかっていうことを考えるという。これは、別に（がんがもたらす負の可能性を）打ち消す、ってそんな一生懸命打ち消さなくとも、楽しいこと**だけ**を考えてると、あっという間に時間って過ぎてしまうので、充実して過ごせると思いますけどね。

　難解で専門的な治療は、医師に委ね、最終的なジャッジは、神や自然といった何か大いなる存在によって下される。自分の健康をプロデュースするひかりさんに与えられた最大の役割は、「未来」をどうしていきたいのかを考えるということである。こうやって役割を分担すると、奏功率や生存率などの医学的知識や、未来の不確かさに押しつぶされることなく、「楽しいことだけ」を考えて人生を充実させることができる。ひかりさんは、他者には担えない、「自分にしかできない」役割を引き受けていく。

病気があって人生は完全となる

　ひかりさんにしかできないのは、自分の人生を歩む、ということである。

> **ひかりさん**：やはりねえ、**病気**になったからこれで終わりとかじゃなくて、それは**ひとつの通過点**だと思ってるんですよ。でもそれ（病気）を含めて**自分の人生**であるという意識のほうに、こう強く強く、あのイメージをもっていくとね、そうすると、何かが**ありがたい**なっていうところに**たどり着ける**場合があるかもしないですね。うん、私は、時間をまあ、そのね、大変な第一線からはもう、全然退いているわけですけれども。でも、それも**時間をくださった**と思っているのでね。病気がすべて悪いわけでもなく、うん。

　がんという病いが人生に加わったからといって、「これで終わり」では決してない。自分の人生を1本のラインに表すとしたら、病気になったことはそのライン上にある「ひとつの通過点」に過ぎず、この通過点からさらに「時間をくださった」と思えるラインが新たに引かれていく。そうして、与えられた時間を進めていくと、「ありがたい」という「何か」にたどり着けることができるかもしれない。

この「何か」にたどり着くために、ひかりさんは「それ（病気）を含めて自分の人生であるという意識」のほうに「イメージをもっていく」のだと言う。病気という通過点に当たっているフォーカスを、「自分の人生」という全体へとズームアウトさせることをイメージするのである。このとき、「強く強く」イメージをもっていく必要があるのだから、ひかりさんは自覚的に人生の全体像を捉えようとするのであろう。病気ばかりにフォーカスを当て続けていては、その先にたどり着くかもしれない「何か」が見えてくるはずもない。

その先にある、ありがたいと思える「何か」とは、少なくともがんの完治ではない。

> **ひかりさん**:**考え方**もひとつの要素だと思うんですね。（…）**考え方を変える**、うん、もう**完全に治す**ということを目標にしては、きっと私は**到達できない**だろうというふうに思いましたし。それは、まあ、医師からも言われたことがありましてね。
> **筆　者**:再発したといった時点で、ってことですね。
> **ひかりさん**:今まで**考えてた考えでない**、**新たな考え方**っていうのをね。

がんが進行していく状況で、その先に据える目標は、がんを「完全に治す」ことではなくなる。ひかりさんが目指そうとしている「到達」には、がんになる前の考え方ではない、「新たな考え方」が必要である。それは、たとえば次の語りに代表される。

> **ひかりさん**:この**病気になった**からこそ**私の人生は完全である**と思えているんですね。というのは、ひとはやっぱり何かの病気にはなったりするので。（…）それが私は、家系的にもそうなんですけれども、やっぱりがんになったんだなっていうことは事実としてわかってますよね。ですので、私の人生を語る上で、これはがんに罹患したということがね、あの、大きな軸であるということなんですよ。

他でも同じように「この病気があって完璧な私になって」とも語られる。がん

は、「私の人生」を完全なものにし、「私」自身を完璧にするのである。このような新たな考え方に至ったとき、がんの罹患は、単なる人生の通過点ではなく、その先に引かれていくラインの「大きな軸」となって、ひかりさんの人生を構成し、物語る上でなくてはならないコアとなる。

　病気が人生を完全なものにするという考え方のもとで、ひかりさんがたどり着こうとしている「ありがたい」「何か」について、さらに語りは進む。

希望の出待ちをする

　先に挙げた語りの続きである。「何か」のひとつは「希望」だといえる。

ひかりさん：希望を^{❖26}ずっともち続けていれば、それは**どこで**叶うかっていうのはね、これも最初からわかっていたのでは、面白みがないんですよ。**わからない**ところで「**あ!**」って、こんなことが起こるんだなっていう**驚き**とともに、そこで刷新できるっていうんですか。自分自身がリフレッシュできるといいますか。

筆　者：なるほど。その、希望って、ひかりさんがいう「あ!」って思うような希望は、またちょっと違うような気がしますね。

ひかりさん：漠然としてますけどね。自分の人生のなかで、**何が**起きるか。そしてその結果、本来の自分だと、そういう感覚はないのに、何か**ふとありがたい**ような気持ちになったりですとかね。これはね、人とばかりも限らず、目に映るものがすべて、私にメッセージを向けてくれているぐらいの感覚をもってまして。

　ひかりさんのいう希望は、「どこで」叶うかが「わからない」状況で起こる。「どこで」叶うか、つまりどういったタイミングで叶うのか、という考えが、ひかりさんにはないために、「驚き」という感情を伴う。希望はひかりさんの前に偶発的に現れるようである。

　また、希望は、自分の人生のなかで「何が起きるか」もわからないのであるから、希望は予め対象化されてはいない。何が希望として現れるのか、「あ!」と気づく瞬間まで秘匿されたままである。

さらに、希望が「最初からわかっていたのでは、面白みがない」とも語られるように、希望が叶うよりも前の局面、つまり、「どこで」「何が」起きるのかを待つということに面白みを感じることができる。

このように、ひかりさんが経験している希望は、秘匿されたまま、偶発的に出会うのを持つ、という特性をもっている。がんを完全に治すという具体的な目標とは違い、漠然としており、対照的である。日常のなかにある「目に映るすべて」のものが希望の対象となりえるのであり、そこから「あ！」と現れる感覚の出待ちをするのである。

そういった希望が自分の前に現れた「結果」、ひかりさんには「ふとありがたい」というポジティブな感情が生まれる。この「ありがたい」という感情は、がんの罹患なくしては生まれない。ここで語られる「本来の自分」とは、がんという軸のない人生を生きてきた自分を指すが、そういった自分であったときには、決して「ありがたい」という感覚は生まれてこないのである。

驚きとともに出会えた希望によって、ひかりさんは、状況を刷新したり、自分をリフレッシュできたりするのであるから、こういった希望に出会う前のひかりさんは、「ありがたい」という感情とは違うなかにいるのかもしれない。

緩い感覚で捉える

ひかりさんにとって、日常にある「目に映るすべて」のものが希望の対象となるのだが、さらに具体的に語られる。

> **ひかりさん：**「あれ？」と思って、（昆虫を）踏んでしまうところだったんですよ。だけど、なんかこうね。葉っぱでうまく捕まらせてあげたら、飛び立つことができたのね。「**あぁ！**」って。じーっと見てたら、何かこうね、とても形が美しく、本当にその、自然界の形、というところに**感動**を覚えたというようなことだったんですけれども。❖27

❖26…文脈からがんを「完全に治す」という希望ではない。

❖27…ひかりさんは、アーティストであるためか、どこか抽象的で感覚的なイメージで語っていく。話が逸れているわけではなく、がんが再発したことを前提として、そのような日常で経験されたことについて語っていく。

ひかりさん：私の感覚に近い言葉としては、「はっ！」ってね、そんなことを自然が、私にこう、まあなんていうか、**仕向けてくれている**かのような、そういう感じでこうね、あの、自分の**感覚を緩く**していくっていうんですか。(…)なんかこの**緩い感覚**でいつでもこう捉えるというか。

たとえば、これまでなら気にも留めなかったかもしれない、足元の小さな昆虫をじっと見る。飛び立っていった虫の姿に「はっ！」という瞬時の気付きとともに、「あぁ！」という深い感動に出会う。なんら意図されたものではないが、自然という大きな存在から自分に仕向けられたメッセージのようにも感じられてくる。こういった希望に出会った結果として「ふとありがたい」という感覚になるのであるから、「ありがたい」という表現に込められているのは、いわば命の尊さに対する感動であろう。がんに罹患したからこそ、日常にある何気ない出来事に心が動く自分に気づくのである。この感動が、完璧な私、完全な人生を形づくっていく。

この捉えは、「緩い感覚」のなかで起こってくるという。がんの状況はシビアであるが、自分の感覚を緩く、がんではなく、自分の人生にある「目に映るものすべて」に向けて開いておくことで、心を揺さぶる感動に出会うことができる。

混沌とした沼から青空をみあげる

先に取り上げた、緩い感覚のもとで生まれる気づきや感動は、一例であり、インタビューの至るところで、似たエピソードが語られる。このような感動がなぜ人生を完全にしていくのか。ひかりさんは幾度か「青空」という言葉を使って語っている。

ひかりさん：**混沌**としたなかで、まあ**蓮の花**が綺麗に咲くような、なんかね、そういうイメージに近いんですね。なんかすごくもう**底なし沼**みたいなところにはまっている状態だったんだけれども、なにかこう垣間見た、この間も申し上げたような**青空**があったとか、それはまあ、具体的に私の人生のなかでは娘に

出会えたとかね。そういうことなんですけれども。その**一瞬**のために、日々、うん、**連なっている**んじゃないかなっていうふうに思っているんですよ。

　がんが進行した状況をイメージする「混沌」や「底なし沼」といった、淀んで抜け出せない場にはまっていたとしても、綺麗な花や晴れ渡る空を見ることはできる。蓮の花や青空は具象ではないため、それが見えてくるかどうかは自分次第であるが、花や青空が意味するものは、前述したような昆虫が飛び立つ姿であったり、娘を出産したり、ひかりさんが心から感動を覚えた出来事である。命の尊さを感じるような、「一瞬」の感動に出会うために、がん罹患が軸となった人生の日々を連ねていく。

　ひかりさん：私があなた（娘）を抱き上げたときに、ほんっとに今まで生きてきたなかでは、一番**感動**的だったって思えたっていう**瞬間**がある（…）何か変わらない普遍的なものを、娘にももちろん伝えたいとも思いますけれども。私がこの病気を得て、これだけのことを考えることができたっていうのも、これもね、ある意味で、**それ（病気）があってこそ、私の人生**っていうふうなところに、たどり着けているので、よかったことです。

　とくに娘の存在は、ひかりさんの感情を「瞬間」的に揺さぶる感動を呼ぶ。どんな底なし沼にはまっていようとも、そこにいる自分の感覚を緩めてみると、感動的な瞬間が目に浮かんでくるのである。この沸き起こる感情は、がんになったからこそ、「私の人生」において意味あるものとしてより一層強く感じられてくる。

人生の完成形に近づいている
　ひかりさんは、一瞬一瞬の感動を連ねていくように日々を送っている。インタビューが進むにつれ、感動の連なりはジグソーパズルに例えられる。

　ひかりさん：ジグソーパズルの例を出すと、ひとつずつパズル（ピース）を私は集めていたと思うんですよ。それで、**今ここ**でね、親になったり、病気を得たりと

かしたときに、このパズルっていうのは実は**ここにはまる**んだったんだというのが見えてきて。そして、**一枚の絵**なり写真に完成されるようなイメージを持っているかもしれないです。いつもその光景がね、脳裏によぎるとかそうじゃないんですけど。でも**ここ**でピースが**ここ**にはまって役立ったっていうような、そんなことですよね。

筆　者：これがいつかここにはまるかもっていうものを集めて、おいて。

ひかりさん：大事と思えたので、貯めておいたみたいなね。引き出しに入れといたら、**ここ**にはまるようになっていたっていう。だから本当にそれは、娘との出会いで。それも**やや完成されてきている**んですよね。というのはもうこれは動かしようのない事実で。

　ひかりさんによると、人生とはひとつひとつのピースを集めるようなものだという。経験のピース、そのひとつひとつは、まずは引き出しに「貯めて」置かれる。集めている最中は、そのピースがどこにはまるのかはわからないのであり、ひかりさんはパズルを組み立てながら人生を歩んできたわけではない。

　集めてきた経験のピースは、がんという病いをきっかけに、「ここ」にはまるということが、「今ここ」の時点でようやく見えてくる。ピースのはまる場所が「ここ」だとわかるのは、人生の全体像が「一枚の絵」としてひかりさんに見えてきたからであろう。この「一枚の絵」に大きく描かれているのは、娘との出会いである。しかし、「やや完成されてきている」という表現には、ピースがまだはめ込まれていない箇所があることを意味している。空白があるということは、まだ手にしていないピースに出会える可能性があるということである。これが、秘匿されたまま、偶発的に出会うのを持つ、という特性をもった希望ともいえる。

　ひかりさんが残りのピースをどう埋めていこうとしているのかは後述するが、自分の人生を完成に近づけるためには、感動とは別のピースも必要だという。

ひかりさん：とても悲しいとかね、うん、何かを締め付けられるような圧迫感を感じるとか、なんかありますよね。その嫌な出来事に遭遇したり聞いたときのね。でもそれは、それで大事な感情だったりするんですよ。そうしたくてしている

というよりも自然にそうなっているわけですから。なのでそれをこう、味わうっていうかね、**一旦保留**にしておくっていうか。今は、考察する場合ではないと。ただ、この出来事によって私はこういう感覚になったっていうことを大事にして、**留めておくんですね**。私が感じたあの感覚っていうのは、決して間違いっていうほどでもなく、**やがて**はそうなっていく、だったんだなってみたいな。

筆　者：いいことではないピースもはまっていく。

ひかりさん：そうですね。はまっていく。それで**だんだんだんだん完成形に今は近づいて**。

　がんがもたらす悲しみや締め付けられる圧迫感も、ひかりさんの感情を揺り動かす。これを経験することも大事だという。ひかりさんは、この経験を「味わう」と表現したが、この時点では、思考を働かせず、「一旦保留」にしておく。悲しみや圧迫感といったネガティブな経験は、感動と違って、その「瞬間」には手を付けない。「やがて」という時間をかけたのちに、それらも「一枚の絵」のピースの一片になることがひかりさんにもわかってきた。

　一瞬の感動も、そして一旦保留された悲しみも含めて、「だんだんだんだん」という時間をかけて醸成され、人生は今、「完成形」に近づいている。

ひかりさん：長い目で見たときに、あの、この人生は、誰もこうね、歩んでこれなかったというか、私以外は知らない（…）のでね、まあ、オリジナルな、唯一無二というその感覚にたどり着けたと思うんですね。

筆　者：そういった意味で、完成、形に近づいていくというか。

ひかりさん：と、思いますね。そういったことは、哲学が違うと全く理解されなくて。

　そうやって完成形に近づいてきた、人生のジグソーパズルを俯瞰すると、自分にしか描くことのできない、唯一無二の人生であることがみえてくる。さらにいとおしさも感じられる。がんという病いは、がんに罹患した辛さも包括し、ひかりさんらしい人生を形づくるために、今や欠かせないものとなっている。

リアルタイムを外す

　感動はすぐにでも人生のピース片としてはめ込んでいくこともできるが、悲しみなどは「一旦保留」をして、その様相が変わるのを待つ必要がある。この一旦保留という行為は、次の「リアルタイムを外す」という表現に置きかえることができる。

　ひかりさん：ジグソーパズルがすべて出揃うための、ひとつずつの作業っていうか、だと思うので。まあその、いいことも人生にあったほうが嬉しいし、悲しいのも、**本当**に悲しいとか、恐れも感じたほうがね。それは、恐れってどういうことなんだろうとか、どのくらいの感覚なんだろうかっていうのは、なかなか**普段**は知らないけれども、それに遭遇したときこそね、**これが恐れ**という感情である、みたいに、それは思ったほうがいいかもしれないですよね。
　筆　　者：それはだいぶ前の話にもありましたように、そこにおいておくとか、感情にこう、とらわれずにおいとくみたいなことかもしれないですね。
　ひかりさん：そうですね。また何日か経つと、**時間差**っていうか、**リアルタイムを外す**ことによって、全体像のなかのひとつの感情が、**このくらい痛かった**とか怖かったっていうふうに思えるときがあると思うんですよ。（…）何日か経過したときに、少しは**和らいでいる**、というのもありますからね。その過去を、何日かの過去だけれども、振り返るときに、「ああ、それでも自分はそれを**受け止めたんだな**」って思えることが大事かなと思いますね。それは味わうって言うかね、人生ね、**味わう**って大事だと思ってるんですね。じゃあ味わうって言うのは、感情ですよね、喜びとか、本当に恐れも不安も、すべて怒りも、そのときの自分は、ここまで怒り爆発だったんだなっていうことをね、やっぱり振り返って、「ああ、今は何がそうさせていたかの謎が解けて、すっきりした」っていうことがありますね。

　がんという病いでは、「普段」のレベルとは違う恐れや悲しみ、怒りを経験する。「これが恐れ」だと定義できるほどに「本当」に迫る、鮮烈な感情である。この「本当」は、直面している人にしかわかり得ない。

ひかりさんはこのような感情を直視しない。「リアルタイムを外す」という「時間差」をつくることで、これらの感情が「何日かの過去」のものになるまで放っておく。そうすると、様々に経験される感情のうちの「ひとつの感情」として、「このくらい」と把握可能なものになり、心の痛みが「和らいでいる」とか、手の付けられなかったものを「受け止めた」とか、解決に至っていることがある。痛みを伴い、手に余る、鮮烈な感情は、時間が経てば、その様相を変えるのである。ひかりさんは、がんが進行していくなかで生じる、本当の恐れや不安を既知のものとしながら、その感情を咀嚼し、時間をかけて自分の体内で消化してきたのであろう。

すべての感情を味わい尽くす

　ひかりさんは、人生で出会うすべての感情のピースを集めて、自分の人生を形づくろうとしているのだが、ここから、先に表現された「味わう」という言葉は「味わい尽くす」に変わる。

> ひかりさん：そのね、いい悪いというのがわかるのは、**最期**、自分が**その世界に向かう**ときだと思って。**今は**、判断するときではないと思っています。その感情を味わっておく、っていうんですか。その感情こそが宝くらいに思ってますから。もう解放されて楽になってきましたね。で、**今は、味わい尽くすくらい**に思っています。で、もうなんか意識が朦朧としてきて、「ああ、何か、ああ、川が流れている」みたいなね、**その世界になったとき**にこそ、判断するときだと思うんですよ。やっぱりこの人生、何の悔いもないって思えたらそれで、いいと思っていますので。

　ここで「味わい尽くす」と表現され始めたのは、「最期」にある「その世界」が意識にされたからであろう。ひかりさんが思う最期の世界には、目前に三途の川が流れている光景が広がっている。そして、「その世界になったとき」にはじめて、ひかりさん自らが「その世界に向かう」のである。

　しかし、「今は」、その世界にもなっていないし、そこに向かうときでもない。空白の部分にはまるピースを探して、人生を形づくるために、自分のなかに沸

き起こるすべての感情を味わい尽くそうとしている。そうやって人生を能動的に生きることができれば、人生を総括する最期を迎えたとき、「この人生、何の悔いもない」と思えるかもしれない。

筆　者：尽くしましょうかね。

ひかりさん：うん、**味わい尽くしたい**ですね。それで本当に自分が、こうね、あの、辛いというか、**感覚を全開にしても**、押し潰されそうな圧迫感って感じること、あるじゃないですか。**本当**に不安だったりとかね、恐れとかね。でもそれこそ、**過ぎてみると**、何かこうね、そこまで自分で、うん、**迎えた**、っていう感覚と思ってますね。

　混沌とした底なし沼から自分を救い出すには、感動を呼び起こすような青空を見る力が必要である。しかし、青空をみようと「感覚を全開」にしたり、混沌とした状況を緩い感覚で捉えてみたりしても、青空は仰げず、「本当」の恐れに押し潰されそうになることがある。ひかりさんは、恐れと真っ向から闘うのでもなく、恐れに翻弄され、のまれてしまうのでもなく、一旦保留をして、感情に直面するリアルタイムを外していく。そうやって時間が過ぎてみると、どんな感情も味わえるものに変わっている。こういう状況を「迎えた」経験の積み重ねが、すべての感情を味わい尽くそうする力にもなっている。そうであるとはいえ、一旦保留をする、その間をどうやってやり過ごしていくのか。

夢中になる場に身をおく

　「普段」とは違う「本当」の恐れを操作するのは容易ではない。

ひかりさん：**頭の片隅にはいつもそれ**（がんで経験する恐れなど）**はある**んですけれども、ただあまりこう悲観的なふうに、過ごさないように。いろんなことを**考え続け**ますよね、たとえば、変な発想になりそうになったときには、**一旦そこから離れる**っていうか、その考え自体を**ストップ**させて。たとえば、お料理とかね、別のことをしだすんですよ。

筆　者：何かをするんですね、夜中のピザとか（笑）。

ひかりさん：（笑）そうそうそう、そう、本当ですよ。だから、ふっとこうね、そこにずっと、なんていうか、こだわりをもち過ぎている自分と言うか、執着のように**たびたび出てくる**、がんという言葉とともにね、自分の、いろんな苦しかったとか、治療中ね、こんなことがあったっていうようなことが走馬灯のように**全部連なって出てくる**ような。それはね、止めようと、思いましたね。だから、**静かな時間**のなかで（夜中に）、片づけもしたりとか、いつの間にかね、思ってたことが、すっきりしてくるとともに、実際に片づけも済んでたりとかするんですよ。

筆　者：自分もすっきりして。やはりどこかにこう、惑わすようなものが、入ってくる。でも、それを、身体を動かすとか、手を動かすことによって、変えられる。

ひかりさん：そうですね。エネルギーを使うといいますかね、そればかり**頭を使って考え続けて**いても、**離れるということはできない**んですね。なので、いっそ普段ね、したくてもできなかったようなことに、発想を変えてやってみると、**夢中になる**時間ってあるじゃないですか、そのこと自体にね。**病気のことを忘れている**っていうような。だけど、完全に忘れるっていうのは、これはもう難しいですけれどもね。

　ひかりさんは、がんで経験する苦しみを制御できないことがある。頭の片隅に「いつもそれがある」ために、考え続けることを強いられるからである。しかもただ片隅におとなしく「ある」のではない。「執着のようにたびたび」「走馬灯のように全部連なって」、自分のもとに「出てくる」のであるから、まるで思考を占拠されていくかのようである。それどころか、連なって出てくる感情を放置しておくと、「変な発想」にまで広がっていくのである。

　そこで、ひかりさんは、「夢中になる」という手立てを講じていく。「病気のことを忘れている」場に自分を引き入れていくように、がんとは全く無関係の行動をとり、その行為に専念するのである。走馬灯のように全部連なって出てくる騒がしさから、「静かな時間のなか」に身を投じる。苦しいという感情の波が起こったときに、それをさらに増幅させないように、消波していくようである。

❖28―夜中のピザ：これよりも前にひかりさんが語った内容を言っている。

夢中になると開かれていく場に自分の身をおくとき、その間だけでも「一旦そこから離れる」ことができる。「そこ」というのは、がんで経験する苦しさがアクティブに思考されてくる場であるが、「そこ」とはまた別の場に自分を逃がしていくのである。場が違えば、「出てくる」ものも出てこなくなり、やがてはすっきりもしてくる。

この行為は、頭にいつも「ある」ものを、ないものにする手立てではない。だから、夢中になることを止めると、走馬灯のように連なって出てくる場に再び引き戻されるために、完全に忘れるということは、難しい。ひかりさんは、様々な感情が出てくるたびに、その場からその都度、自分を逃がしながら、リアルタイムを外していくのである。

ここからどうするか自分に尋ねる

がんがもたらす本当の恐れを自分で操作することはできないし、また次に挙げた語りのように、がんに罹患した事実を変えることもできない。ひかりさんは、どうにもならないことに、エネルギーを使わない。

> **ひかりさん**：あまりエネルギーを使い過ぎないように。ただ過ぎてしまったことは、残念だけど。解釈は変えることができても、現実なり、事実が変わるということではないと思いますので、過ぎたことに、エネルギーを使い過ぎないと決めること。あとは**この先**の人生、折角、元気になってきたのだから、**どの方向に向かっていこう**かっていう、自分が喜ぶようなことをね、考えるという時間がとてもね、大事でもあり。なかなか人生で**立ち止まって考える**時間ってあんまり**もてない**んですよね、**日常**に埋もれてしまうとね。でも、この**病気だからこそ、立ち止まって**いろいろ考えるっていうことが**できた**こともまた感謝をして。**筆者**：どうしても日常に埋もれるっていうのはありますよね。
> **ひかりさん**：そうですね。なので、**人生**、**これがどこまで続いてるかわかりません**けれども、でも、そのなかのね、どのくらいの時間かは、人にもよるでしょうけれども、やはり、**ここからどうしたいか**というのをね、**自分に尋ねる**というか、それはあってもいいような気がするんですよ。

この語りにある「日常」と「この病気だからこそ」という言葉は、対比される。日常とは、がんという病気のない世界である。こういった世界では、自分は日常に「埋もれてしまう」ために、日常のなかで自分を見失ってしまうか、日常に自分が流されてしまうことになる。これでは自分が立ち止まって考える時間をもつことが難しくなる。

　一方で、「この病気だからこそ」というのは、がんが前提とされる世界である。ひかりさんは、がんの罹患を「大きな軸」とした人生を歩んでいるが、この世界では、「日常」に埋もれることはなく、立ち止まって考えることができる。ひかりさんがもっぱら関心を寄せて考えるのは、「過ぎたこと」ではなく、「この先」のことである。がん罹患を受け止め、押し潰されそうな恐れから身をかわしつつ、それさえも味わい尽くす勢いで、「どの方向に向かっていこうか」と、この先に続く人生の選択をしようとしている。

　インタビューの始めに、ひかりさんは、自分の健康をプロデュースする者として、楽しいことだけを考え、自分にしかできない役割を生きていることを語った。ここでも再び、プロデューサーとしてのひかりさんが顔を出す。自分の人生がどこまで続いているのか、その長さはわからない。これは、大いなる何かがジャッジを下すはずである。しかし、人生という一枚の絵を完成させることができるのは、「自分が喜ぶようなこと」を知っているひかりさん自身である。だからこそ、ここからどうするのかについては、他の誰でもない、「自分に尋ねる」のである。

3　聖子さん

　聖子さんは、60代女性であり、夫の晴夫さんとふたりで暮らしている。聖子さんにとって、晴夫さんは人生をともに歩む「同志」でもある。現在、仕事は辞め、専業主婦をしている。今を「素直に生きています」と語る聖子さんとのインタビューは、最初から最後まで笑いに溢れていた。

■■■■■■ 聖子さんが語る現病歴

　聖子さんは、X年にがん検診で乳がんを指摘されすぐに精密検査を受けた。その結果、乳がんと診断され医師からは「全摘か部分切除かっていう選択」を求められた。「もう私にとって乳房は、いいかもしれない」と考え、「すぱっと"先生、もう全摘でお願いします"」と伝えた。同年11月に乳房全摘術を行ったが、このとき「ショック、っていうのはなかった」と言う。手術後は抗がん剤の治療を受けた。がんの診断から「10年がたった時点で、夫婦で乾杯をし」「これでとりあえず、ちょっとだけ、ほっとしたね」と話していた。

　X＋14年、胸骨に転移を認めた。「初期（初めてがんと診断されたとき）よりも、やっぱり"再発です"って言われたときのほうが、死を身近に感じた」。このとき、聖子さんは、「私亡きあと、幸せにみんなで（暮らして）いくために」、遺言状を書いている。すぐに抗がん剤の治療を開始したが、「もうかなりきつい」ものだった。治療開始から1年が経ったとき、この治療は「私にはどうなんだろう、という思いが募って」きた。自分なりに治療について勉強し始めると、「違うところ（病院）で再発の治療を受けた方が、いいんじゃないかって確信に近いもの」を感じ始めた。医師に「セカンドオピニオンって言い出すのは、かなり、勇気がいることだった」が、「思い切って」相談した。

　X＋15年、セカンドオピニオンを受けた。その後、紹介されたクリニックで、医師は「これからどういうお気持ちで日々、過ごしたいと思いますか」と聞いた。聖子さんは、この問いに「ゆっくり穏やかな気持ちで過ごしたい」と答えた。それから約8年間、その「先生はその通りの道を」「歩ませてくれ」た。

　X＋22年になると投与できる薬が限られてきた。クリニックの医師は、今後のことを考え、治療の選択肢が広がる別の病院で診療を続けることを提案した。インタビュー当時、聖子さんは、クリニックの医師から紹介された病院で治療を続けていた。治療の副作用が「生きている意味がない」と思うほど強くなれば、「"1年寿命が、これを飲まないことによって縮まります"って言われたとしても、飲まないほうを選択」するつもりでいる。治療によって「生き延びる」ことよりも、「今現在、生きてるっていう実感が欲し」いと考えている。

■■■■■ 聖子さんが経験したこと

死が近くにある事実は覆せない

聖子さんはがんが再発したことについて、次のように語った。

聖子さん：がんって**やっぱり**乳がんもそうですけども、再発っていうのは、想定外じゃないでしょ、**想定内**でしょ。

筆　者：内（ない）、なんですね。

聖子さん：ね。**やっぱり**そうなんですよ。10年経ったから、これで**OK**じゃなくて。「再発しました」って言われたら、「えっ」って思いましたよ。初期よりも、やっぱり「再発です」って言われたときのほうが、**死を身近に**感じました。**死は確かに**、最初の「乳がんです」って宣告されたときよりも、**はるか近くに**、感じました。**そう長くはない**なっていう、その感じは。だけれども、でもこれは、だってそうなったものは**覆せない**じゃないですか、再発してるんですから、実際。だからそれはもう受け止めるしかないですから。普通は、そこで悩んでっていう、状態があるって言うじゃないですか。でも私は意外と**すとんと最後に**もう**入りましたよ**。

　がんの再発は起こりうる。このことは、長い経過をたどる「乳がんもそう」である。聖子さんは、がんと診断されて以来、がん再発の可能性を想定の「内」に置いてきた。だから、それを告げられたときには、想定通りのこととして「やっぱり」という認識とともに、自分のなかに「すとん」と入ってきたという。

　しかし、すとんと入るのは「最後」である。つまり、医師から「再発です」と告げられた初めから、何の障害もなく、すとんと入ってきたわけではない。「えっ」と思った時点から「最後に」すとんと入る時点まで、やはり時間はかかっている。時間がかかったのは、「悩んで」というような感情が障害になったのではなく、がんの再発によって「死を身近に」、それも「はるか近くに」感じたからであろう。それでも、前々からがん再発の可能性を想定の「内」に置いてきたことで、それが「実際」に起きたときには、「覆せない」状況であると認識され、「受け止めるしかない」事実として、聖子さんのなかにすとんと収められた。

何が起きても想定内に収める

　今、聖子さんが「想定内」に置こうとしているのは、再発によって生じるがん進行のサインである。次の語りは、頸部リンパ節の腫れを見つけたときのエピソードである。

> 聖子さん：自分の体には、**敏感**ですから。誰よりも早く見つけちゃいますから、このリンパの腫れとか。先生、気づかなくても、「先生、ここ、ぐりぐりあるんですけど」とか。それも**見つけようと思ってるわけじゃない**んですよ。自然に体を、たとえば**手で洗う**でしょ、そしたら気づいちゃうんですよ。
>
> 筆　者：少し膨んでるとか。
>
> 聖子さん：そうそう。すごく**不思議**なんです、普通気づかないはずなのに「これ今まであったの?」みたいな。「でもそれで、だからといって、状況が変わるわけじゃないでしょ」、いつも**自分に言い聞かせる**んです。「これはもう**想定内**だよね」って。「とにかく私はとりあえず乳がんの**再発がん患者**なんだよ」って自分に言うんです。(…)だから**何が起きても**、だから私にとっては「嘘でしょ?」ってことはないんです。「そういうことも**あり得る**よね」って。「だって**今、置かれている立場**はこうなんだもんなあ」って。「ちょっとそれはもしかしたら、私の予定よりも、早く来たかもしれないけど。でもそういうことだって**十分あり得る**よなあ」って。

　リンパ節の腫れは、がんが進行したことのサインである。体を洗うという何気ない、日常的な行為のなかで、「見つけよう」という意識を働かせるよりも前に、「手」がリンパ節の腫れを感じとってしまう。聖子さん自身は、「普段」意識をしていないために、リンパ節の腫れに気づいたことに「不思議」な思いに駆られることになる。しかし、再発によって体の感覚は「敏感」になっていて、異変はつぶさにキャッチされていく。

　このようなリンパ節の腫れもまた、聖子さんは「想定内」に収めていく。とはいえ、「何が起きても」あり得るとしていくのであるから、がんが進行したことを示

すサインとして「何が」起こりうるかは、明確ではないのかもしれない。ここに引用した後半部分で、聖子さんは、自分自身に語りかけるように話法だけを用いて語っている。実際も同じように、がん進行のサインが出現したあとで、もうひとりの自分が「十分にあり得る」ことだと繰り返し言い聞かせて、それを想定の「内」に収めていっているのであろう。つまり、「想定内」というのは、未来に何かが起こると予期はしているが、起こりうる状況そのものを想定しているわけではないようである。

　聖子さんがこのように予期するのは、「再発がん患者」という「今、置かれている立場」が前提とされるからである。前述したようにこの事実は「覆せない」。がんが進行していく早さは、「私の予定よりも、早くきたかもしれない」が、聖子さんは、再発が前提とされる「立場」で起こりうることすべてを想定内に収めていこうとしている。

向こうとの差を埋めて苦しみを先取る

　「今、おかれている立場」は、夫の晴夫さんとも共有される。

聖子さん：「はるちゃんね、**いずれ**私だっていろんなことができなくなる。そういうことなんだよ、この病気は」って。（夫は）「わかってる」って言いますけど。実際そうなったら、**向こう**も私と同じで、「えっ？こんな大変なことだったのか。」と思うかもしれませんけど。でもそれも含めて、乳がんなんだから、それも再発した患者なんだから、「受け止めようね」って、「受け止めてね」って、「**そのときはお願いね**」って言ってあります。（…）**本当にある日**、突然、私ががくんってなった場合に、（夫は）「えっ？元気だったのに、こんなはずじゃないだろう？」って。あと何年間か、年単位で、たぶんもしかしたら彼は考えているかもしれないのに、「こんなに短かったの？」って。そこの**落差**がね、彼を苦しめると思うんですよ。だから**今**は、**ふたりでいる**ときに苦しめば、お互いに言えるんです、苦しみを。（…）**向こうは向こう**で「だってしょうがないじゃないか、そういう病気なんだから、**それがいずれ**やってくるんだから」って言うんですよ。

聖子さん自身は、自分のいる場がわかり、何が起きても想定内に収めていくことができる。しかし、聖子さんがいる場の「向こう」に立つ晴夫さんは、そうでないかもしれない。もしがん進行のサインを示す何かが起きたとしたら、晴夫さんは聖子さんのいる場の「向こう」に立っているために、「こんなはずじゃないだろう?」「こんなに短かったの?」という「落差」を生むことになる。この落差があることで、晴夫さんは、聖子さんのいる場の理解に追い付けず、ひとりで苦しむことになるかもしれない。

がんが進行していく世界で未来に起こりうる何かを他者と分かち合うことは容易くない。だから、聖子さんは、晴夫さんに「いずれ」起こることを伝えていく。そうすると、「向こう」にいる晴夫さんもまた、「いずれ」はやってくるんだから、と返す。こうして、聖子さんは、自分の「置かれている立場」の認識を、未来に予期されることを含めて、晴夫さんと同じにしようとしている。

それには、晴夫さんとともに苦しもうという聖子さんの思いがある。「今」、この時は、「ふたりでいる」のだから、ふたりで苦しむことができる。「いずれ」がやってきた「ある日」、状態が大きくかわったときに、晴夫さんがひとりで経験する苦しみを、「今」に先取りしようとしているのである。そうして、「本当に」「そのとき」がきたら、晴夫さんがその現実を受け止めることができるように、聖子さんは準備をしている。

この引用の最後にある「それ」という指示語は、全体の文脈から死に近い意味をもっている。聖子さんは、いくつかの箇所で、自分から少し離れたものを指し示す「それ」という代名詞を使って、死に触れて語っている。最後に引用した語りでもそれがよくわかる。この語りで用いられる「いずれ」「そのとき」「本当にある日」も、死に近づいた状況を指している。聖子さんが、近づく死を踏まえて語ることができるのは、次に挙げる語りから、再発がんという置かれている立場を「ちゃんと」認識しているからであろう。

現実をちゃんと見て知って伝える

聖子さんの言う「置かれている立場」を手がかりに語りを引用する。

聖子さん：(がんになっても)再発する人もいれば、しない人もいるんです。これは
だって、私が授かった人生ですよ。これは選べないです。うん。だから今、す
ごく努力して、ああすれば、こうすれば、治るっていうものがあれば、努力し
ますけど。今の医学をちゃんと冷静に見て考えれば、そういうことは、**まずあ
り得ない**と。もしありえたらそれは**奇跡**です。**奇跡**はでも起きるとは信じてま
すよ、この辺のどっかは(頭の横を指しながら)。だけど、**奇跡**にばっかりは、私は
しがみつきません。**現実**をちゃんと見て、今、自分がどういう**立場**にいるかって
いうことを**ちゃんと知る**ことが、患者の、私は役目だと思います。患者としての。
だから、医学的なことはわかりません、お医者さんじゃないから。それはプロ
にお任せしますけど。

　まずは、「現実」を見ること、その「立場」を知ることが、患者としての役目だ
と言う。それも「ちゃんと」である。事実には何も足さず、何も引かない。ありの
ままの事実を前提にすれば、がん進行のサインが出現したとしても、それを否
定することなく、「十分にあり得る」と想定の内に収めていくことができる。一方
で、「ああすれば、こうすれば、治る」という奇跡は、「まずあり得ない」。奇跡
は、否定しないまでも、聖子さんのなかではない、体の外の「この辺のどっか」
にあるだけである。
　事実を前提とすれば、何かが起こると予期するのは、がん進行のサインで
あって、決して奇跡ではない。奇跡はどこかにあるかもしれないが、聖子さん
はそれに手を伸ばし、しがみつきはしない。
　この引用で、医学を「ちゃんと」見て考えると語られる一方で、医学的なこと
はわからないとも語られる。これに関する語りを次に挙げる。

聖子さん：患者さんも、ある意味賢くならないといけないと思うんですよ。だから、
その賢さというのは、医学的な用語を知ってるとか、お薬の名前がすらすら
言えるとか、そういうことではなくて。**自分の立ち位置がちゃんとわかっていて。**
自分の気持ちを先生に**ちゃんと伝えられる**んですよ。そういうことが大事だと思
うんです。

現実を見て、自分の立ち位置を知るのに、医学的な知識がどれほどあるかは問題とならない。奇跡ではなく、現実のモードで、自分が拠って立つ場を、見る、知る、わかるという認知的な機能を「ちゃんと」働かせる。そうすれば、医師に自分のことを「ちゃんと」伝えることもできる。「ちゃんと」とは、医学のプロである医師と、「自分の気持ち」を知る患者とをつなぐ要になっている。

いつもと変わらぬ日常が夢となる

　聖子さんは、今、どのような立ち位置に置かれているのか。

> **聖子さん：**（抗がん剤がとても辛いとか）自分の気持ちを言うことが大事なんです。言わなかったら今のままですもん。❖29げぇげぇ言いながらやせ細って。それは私ではないんです。これで死期が、先生にも言ったんですけど、「半年とか１年、（命が）縮まってもいいんです」と。「もう今現在、楽しくゆったりと穏やかに、いろんなもの食べたりして**普通の生活**ができるなら、それを私は先生、選びたいです」って。
>
> **筆　者：**それが聖子さんなんですね。
>
> **聖子さん：それが私です。**そうです、もう、もう**しがみついて**もう、１日でも２日でも長く生きたいと思いません。

　聖子さんが置かれているのは、治療を継続しなければ、命が縮まり、死期が迫るという場である。そういう現実を聖子さんは生きている。たとえ死へと転じていく可能性があったとしても、長く生きることにしがみつこうとは思わない。同じように、しがみつかないと表現された、がんが治る奇跡も、そして「長く生きたい」という望みも、「それが私です」と断言できる生き方をするために、手放そう。それが、がん治療の副作用に捕らわれない「普通の生活」を実現させることになる。

　だから、まずは、今、置かれている立ち位置を「ちゃんと」わかって、治療を計画する医師に自分の生き方を「ちゃんと」伝えることが必要になってくる。この「普通の生活」について、さらに語りは進む。次の語りでは「一番」という言葉

が繰り返されるが、このとき、聖子さんは語気を強めて話している。

聖子さん：(手帳に挟んだ一枚のメモを出しながら)私が**一番**最初にこれ書いた言葉です。再発しましたっていったときに、**一番**最初に、私の頭に浮かんだ言葉を書いておいたんです。

筆　者：(メモを読む)「**いつもと変わらぬ日常を一日でも多く過ごしたい**」、うんうん。

聖子さん：これが私の夢なんです。再発したっていったときに、**本当に死期が**、もう結構**近場**にありましたから、感じましたから。**一番**何を私が感じたかなって思ったら、これでした。**普通の生活**が送れればいいんです、日常が。朝起きて、晴夫さんに「おはよう」って言って、カーテンを開け、ご飯を食べ、送り出してっていう、この**普通の生活**が**一番**私は幸せです。それをできることが。

筆　者：それがずうっとあるんですね。

聖子さん：あります。何かあるとちょっと(手帳やメモに)書き留めておいて。今はエンディングノートって言いますじゃないですか。それをちょっと書こうと思っているんですけれど。あれってやっぱり受験勉強と同じで、意外とこう**切羽詰まらないと**、なかなか書けないもんですね(笑)。

　自分が立っている場の近くに死があることを感じるが、一方で切羽詰まったようには感じられず、自分の人生を綴るノートを一冊にまとめ上げていくことには向かわない。

　死を近くに感じるが切羽詰まっていないというどちらともつかない状況ではあるが、聖子さんのいう「いつもと変わらぬ日常」は、当たり前に来る時間ではなくなっている。日常とは、具体的に言えば、晴夫さんにおはようと言う、晴夫さんとご飯を食べる、晴夫さんを仕事に送り出すといったものであるが、これは聖子さんと晴夫さんがともにいて成り立つ。しかしながら、進行がんという現実を「ちゃんと」見れば、ふたりがともにいる日常は長くは続かないことも、聖子さ

❖29…インタビュー当時に投与されていた抗がん剤は、悪心嘔吐の副作用が強く、何も食べることができない状況だった。このインタビューは、聖子さんが医師にその状況を伝え、投与量を減量したという外来診療のあとに行われた。この「今のまま」とは、何も食べられない現状を指している

んにはちゃんとわかっているはずである。

　だから、いつもと変わらぬ日常は、ありふれたものではなく、「夢」に変わり、「一番」の幸せとなる。かけがえない時間であるからこそ、日常で起こる出来事を逃さないように聖子さんは「ちょっと」ずつ手帳に書き留めている。こうしたいつもと変わらぬ日常を実現することが、「それが私です」と断言することを可能にするのであり、聖子さんが生きる意味はこの「普通の生活」にある。

死が近づいてきたらわかる

　近くにはあるが、差し迫っていない死について、次のように語っている。

> 聖子さん：**本当に**ね、たとえば、**本当に**目の前に死が、今こうやって元気で美味しく食事もできますし、いろんな日常生活に何ら支障がないくらいに、（治療の副作用で）辛くないときはですよ、**できている自分**が。いざたとえば、**本当にそういうもの（死）**が、**近づいてきた**となったら、たぶん、私、**わかる**と思うんです、自分で。それはちょっとね、恐ろしいなあっていうか、不安だなあって。**そのときの自分**が、**今のような自分**でいられるかしらっていう、不安はあります、確かに。

　ここでは「本当に」という言葉を添えて死について語っている。これは、紛れもなく聖子さんに起こりうる「本当」の死であり、その到来を意識した語りとなっている。

　この「本当」の死は、自分の近場にあるとはいえども、今はまだ、「目の前」という近さにはない。この引用では、「本当にそういうもの（死）が近づいてきたとなったら」と表現されたように、「本当」の死は、まだ見えておらず、仮定として扱われる。しかも、それは、聖子さんのほうに向かって距離を詰めてくるのであり、聖子さんが主体とならない近づき方をする。

　そうはいっても、死それ自体には実体がなく、姿を現したり、足音が近づいてきたりするわけでもない。だから、死は、聖子さんがその近さを感じ取って初めて「わかる」ものとなって、その存在を露わにするという特性をもっている。

　ただ、「本当」の死を目の前にしたときには、「今のような自分」でいられな

いかもしれない。「そのときの自分」がどうなるのか、今は想定内に収めておくことはできず、不安や恐ろしさが感じられてくる。

この語りは、3回目のインタビューの最後にも語られている。

> 聖子さん:(エンディングノートを)まだまだ私は書く時期じゃないから、あれも受験勉強と同じで、結構切羽つまらないと書けないもんなの、**本当に本当に**ね、切羽つまらないとね、**まだ**私も余裕があるんだかないんだか、もう少し**まだ**平気だろうなっていうのがあるから。だから、自分でもたぶん、これちょっと変だぞとか、いつもと違うぞっていうサインは、**感じとれる**っていう、自負があるから。

これまでの経過のなかで、聖子さんは、リンパ節の腫れを「見つけよう」と意識する前に体がいち早く気づいたという経験から、変化を感じとれるという自負がある。今のところは、がん進行の「いつもと違う」サインを「まだ」感じとれない。このことが、「本当」の死までに余裕があると感じさせている。

聖子さんにとって、死の近場にいるということと、「本当」の死を「目の前」にすることは、全く違う。死の近場にはいるが、それは目の前に見えてはいない。切羽詰まるという状況になって初めて「本当」の死と面することになる。この違いは大きい。

頻出する「本当」という言葉は、死が目の前に近づいてくるというような、ある事象に対して接点をもつ経験を語るときに用いられる。次に引用する語りも同じように「本当」という表現が使われるが、死ではなく、今の生活に関することである。

幸せの感受性を高める

「本当」という言葉は、死ではなく、むしろ「幸せ」とセットになっていて、インタビューの早い段階から使われている。

> 聖子さん:**本当に**幸せ。**本当に**幸せです。**本当に**。こういう状態(がんが進行した状態)であっても、**本当に**幸せなんです。「私って何で?」とか、「何でこんなに

なったの?」、1回も、冗談なく、思ったことないです。

　「本当」という用語を手掛かりに語りを読むと、聖子さんが今まさに接点を持っている経験は「幸せ」である。しかし、がんが進行した状況下で、「本当に幸せ」を感じるには策を講じなくてはならない。

聖子さん:私って**本当に**幸せですよ。こういう状態（がんが進行した状態）でも幸せですから、病気と思ってない。でも**神様が**きっとね、あれをね（頭の横を指して）、プチッと**切ってくれてる**んだろうと思うんです。そうしないと**普通**ではいられません。だから**自己防衛**じゃないんですけど、自分の気持ちの**バランス**を保つためにきっと、どっかの神経がピシッと切れたりでもしなければ、やっていけません、実際、（がんであることに）神経質になってたら。

　進行がんを患っていることに神経質になっていては「本当」の幸せで満たされない。幸せを享受するために、神さまが「切ってくれてる」のか、「自己防衛」というように自らが行うのかはわからないが、がんであることに神経質になる神経回路を切るという方略をとる。

　このとき、実存しない刃物が使われる。実際にはどこも切らないのであるから、抽象的であり、感覚的な手立てである。それでも神経回路を切ることによって、「病気と思ってない」状況をつくりだすことができる。聖子さんは、「プチッ」や「ピシッ」という擬音語で表現したが、神経回路が完全に断ち切られたわけではないかもしれない。切ることで「気持ちの・バ・ラ・ン・スを保つ」ことができるのであるから、がんであることに神経質になる状態は、完全になくなるわけではないことがわかる。だから、神経回路を切った結果、神経質になることがゼロになり、幸せを感じるようになったというよりも、むしろがんである認識とつながる回路のいつくかを切ることで、幸せへの感受性を相対的に優位にさせた、というイメージであろうか。そうすることでようやく「普通」というバランスが取れた状態になる。同じように語られている箇所を取り上げる。

聖子さん：私は、昔結構、神経質で、今もたぶんあるんだと思うんですよ、根っこに。でもそれじゃ生きていけないんです。楽しく生きていけないんです。だからきっと、**自分**は、守る意味で**神様が**どっかの線を、ピッて**切ってくれた**のかもしれません（手で頭の横を指し、切る仕草をする）。**それでちょうどいい**かもしれません。どっかの線が切ってくれたおかげで、**本当に楽に**、生きられるようになりましたね。

　がんであることに神経質になる神経回路を「ピッ」と切る、「それでちょうどいい」バランスが保ててくる。神経を切る者が「自分は」なのか、「神様が」なのかは、やはりわからない語りとなっているが、断ち切って伝達がオフにされたことをイメージする。そうすると、がんであることの認識が薄れてくる。こうして自分を守ることは、治る奇跡があり得ない状況で、「楽しく」「楽に」生きることを可能にするのである。

　ところで、神経回路を切るという行為は、象徴的な表現であるが、「切ってくれてる」「切ってくれた」と語られたように、聖子さん自身が切っているのではない。そうだとしたら、「神様」なのかというと、そうでもない。切ることが「自己防衛」とか、「自分は、守る意味で」というように、自分という要素が垣間見えている。インタビューの最後で、聖子さんは、次のようにまとめている。

聖子さん：私は（胸骨転移による自壊創はあるが内臓への転移がなく）幸せだなあって。これでもし内蔵かなんかに（がんが）いってれば、それはそれでまた私は幸せだなあっていう考えを見つけて、幸せだってきっと言っているんですよ、ここで（このインタビューで）。（…）だから楽しくするために、どうしたらいいかなあとか、自分の気持ちが穏やかでいるためには、どう考えたら穏やかになるのかなあとかって、まずそこなんじゃないですかね、無意識に。私が意識してないとしたら、**本能**っていうんですかね、人間の**自己防衛本能**。自分の気持ちをちゃんと**守ってくれる**、やっぱり**本能**があって、そうさせてくれるんですよ。

　聖子さんは、がんがどんなに進行しようとも、幸せを「見つけて」、幸せだと

95

「言っている」だろうと語る。聖子さんに見えている幸せというのは、それを見ようとする人の能動性が左右する。一方で、なぜそれが可能になるかまでは、わからない。それは、自分の無意識下で起こっていることだからである。

　神という存在を持ち出さずに、無意識のなかで働く能動性について説明をつけるとすれば、それは、人間に本来的に備わっている「本能」ではないかという。そうであれば、がんであることに神経質になる回路を切るというよりも、聖子さんが生きるのに不可欠な、幸せへの感受性を高めることを本能的に働かせた結果、その回路が切れたように感じられたのではないだろうか。進行がんがもたらす苦しみから自分を守るためには、内面の力を発動させる「本能」が必要のようである。

静かに内にこもって待つ

　聖子さんは心のバランスを保つ方略はいくつかもっておいたほうがよいと話す。

　聖子さん：心のバランスをうまく保つための術っていうものをいっぱいもっていたほうがいいですよね。そしたら心穏やかにしてくれますから。しばらく穏やかにならないときは、**そのときはじいっとしているのが一番だっていうのが私の経験です**。**意外に**、自然と月日が何日か経つうちに、**同じ自分ではいられません**から、結局。一日経ち、二日経ち、三日経ちすると、**あのとき何考えてたんだろうっていう自分に戻る**んですよ、やっぱり。だからあんまり**そのとき**、**動き回らないで**、**意外に**、**静かにしている**ほうが、**心は元に戻っていく**なあっていう感じがしましたね。（…）**意外と**そういうときっていうのは、暗い気持ちのとき、じゃないですか。**そのときは意外と**、家にいて本を読んだり、たとえばテレビを見たり、そうやって時間を過ごして、月日が経つのを**待つ**っていうんですかね。いたずらに月日が経つっていうのを**待つ**っていうのも、**意外とひとつの手**ですよ。それ、10日も、20日も続きませんから、そういう日って。

　神経を切っても、幸せの感受性を高めても、心が穏やかにならないときには、時間が経つのを「待つ」というのもよい。このときにとる行動は、動よりも静

である。実際に「じっとしている」「動き回らない」のであるから、聖子さんは表立った行動を起こさない。何もせずにただ時間をやり過ごしてみると、穏やかにならない「心は元に戻っていく」。元に戻るのは、他で表現され直されたように「自分」でもある。聖子さんは、晴夫さんがいて本当の幸せを感じる「いつもと変わらぬ日常」に自分を、静かに戻していくのである。

　元に戻るのにどのくらい「待つ」かは主観である。語りでは、「一日経ち、二日経ち、三日経ち」すると戻る、「10日も、20日も」続かない、「月日が経つ」のを待つなど、かかる時間の目安について触れてはいるが、穏やかでない「そのとき」が「あのとき」と言える過去になるまで、動かずに静かに待つのである。聖子さんの経験としては、元に戻ることを期待して指折り数えて「待つ」という方略を取ってきたのではない。時間が過ぎていくなかで、同じ自分ではいられないことが実感されたときになって、「待つ」という方略をとっていたのだと説明できるのである。

　これを繰り返すうちに、時間が自分を元に戻してくれることがわかってきたが、「待つ」ということは、その間、穏やかでない心に曝され続けているということでもある。先に述べたような、神経回路を切るとか、感受性を高めるといった能動的な行為として経験されないために、聖子さんはそれがなぜ方略となるのかは説明がつかずに「意外」性を感じる。

（語りの続き）
筆　　者：続かないんですね。
聖子さん：うん、必ず2日とか3日とか。もう**意外**とさあっと**晴れる**というか、**意外**とそうなりますから。それもひとつの手だなあって。いたずらに、そういうときに、**誰それさんに電話**したり、**彼それ**に会ったりすると、意外といつもの自分じゃないですから。会ってもきっと、なんて言うんですかね、解決しないかもしれないですね、そういうときの自分は。だから、これは時を**待つ**しかないってときもありますよ。
筆　　者：待つと、
聖子さん：待つと**自然と開け**ましたね。

筆　者：開けてくる。

聖子さん：うん。「何考えてたんだろう」みたいなね。「こういうふうにすればいいんだあ」とかね。だからそういう時間も、ひとりで意外と**内省**するというか、そういう時間も必要かもしれませんね。**内なる声**を聞くっていうのもね。「今なんでそんなふうに悩んでいるの?」「何が苦しいの?」とか、「そんなこと悩んでて馬鹿らしいじゃない」とか、いろんな声がありますから。それに**耐える**っていうことも、ひとつの手かもしれない。だって辛くたって、必ず**同じ**、**辛さは、次の日も辛いわけじゃない**ですから。微妙に違ってますから。

　心穏やかでないときに、「待つ」というのは容易いことではない。変わるのを待つ間、辛さに曝されたままで、それに「耐える」ことが求められるからである。このときの聖子さんは、「いつもの自分じゃない」。「いつも」とは、先に引用した「いつもと変わらぬ日常」に通じる。進行がんがもたらす辛さに耐えているときは、日常にある幸せを感じる自分ではいられなくなるのである。「いつも」の状態がいつもあるとは限らないということであろう。いつもの日常が自分のもとから遠のいたとき、聖子さんは、「誰それさん」といった自分の外にいる存在ではなく、自分と自分との間に交わされる「内なる声」に耳を傾ける。

　がんがもたらす辛さによって聖子さんは、動より静、外より内へと、自分に籠るように時を過ごす。そうはいっても、耐えて待つことはそう長くは続かない。辛さは、次の日も同じわけではないからである。その違いは「微妙」というほどの差であるが、この変化を日々感じながら、耐えて待てば、「さあっと晴れ」渡り、目の前が「開け」てもくる。まるで暗さのなかにあって、さあっと陽の光が差し込んでくるかのようである。

最期のときを刻みながら丸で締め括る

　ここからは「最期」というフレーズに注目してみたい。インタビューで語られた順に引用する。

聖子さん：よく、病人って書くでしょ?この「病」をとって、人、でしょ?だから私は

人として生きたいって、いつも思っているんです。

筆　者：なるほど。病をとって、人として。

聖子さん：そう。だって、病気ですよ、確かに、だけど心は、病んでないですもん。だから**最期まで**、私は**人として生きていきたい**です。

　これ以前に、聖子さんは、がんが治るという奇跡にしがみつくことはないと語った。このことは最期までがんとともに生きることを意味する。しかし、人生を締めくくる「最期まで」という期日が想定されるとき、「人として生きて」いくことに重きが置かれ、がんという病いは差し引かれる。体はがんに侵されているが、人としての「心」が病んでいるわけではない。がんに侵された体と、人としての心とを区別することで、聖子さんらしさを保ったまま、最期まで生きていくことができる。前述したように、死それ自体は、聖子さん自身が主体とならない近づき方をするのであるが、それよりも手前の「最期まで」という期間にあるときには、聖子さんは生きることに向き合おうとしている。

　そして、「最期まで」が「最期の最期まで」という表現に変わると、命の終わりを意味する死について語られる。

聖子さん：日々の生活が普通に送れるってことが一番幸せなんです。（…）だから私は、**最期の最期まで**、**自分らしく**っていうんですかねえ、**死んでいきたい**なあって、**召されたいなあ**。でもね、それは自分がいついつって言うんじゃなくて、一番いいときに一番いいかたちで神様が私を**連れていってくれる**だろうと思ってるんです。だから、いついつまで生かしてくださいとかって一回も言ったことないんです。

　最期の、さらに最期に近づいてくると、「人として生きていきたい」という願いは、最期の最期まで「自分らしく」ありつつも、最期の最期にも自分らしく「死んでいきたい」に変わる。聖子さんは、最期まで生きることに向き合おうとする一方で、最期の最期というときには、自らが死へと赴いていくことを考えている。

❖30 神様：聖子さんは無宗教であると話している。

そして、自らが赴いたその先で、さらに「最期の最期」を超えていく「一番いいとき」には、自分ではない別の存在（ここでは神様）が、死後の世界に聖子さんを「連れていってくれる」のであり、自分は「召され」ていく。

このように、聖子さんの語りには、「最期まで」の期間、死にさらに近づく「最後の最後」の時期、そして最期を超える「一番いいとき」という時制がある。死に関する事象では、行為の主体を幾度か交代しながら、生きていくことと死んでいくこと、そして死とが、引き継がれていく。

さらに、インタビューも終盤に近づいてくると、「最期まで」という期日を示す表現はなくなり、「最期に」や「最期が」というように、最期を超えるときの一時点を示す表現になる。この前に引用した語りにある、神様が私を連れていく「一番いいとき」に近い。

聖子さん：医者だって、現代医学だって、やっぱり治せないものは治せないし、だめなものはだめですよ。だから、先生にもよく言うんですけど、「私は多くは望みません」っていうか、何も望みません状態ですよ。だけど、積極的にっていう意味じゃないんですよ。**きちんと生きてきちんと死んでいきたい**っていうのかな。**きちんと死んでいくためにきちんと生きる**の。そしたら**最期に後悔しないで済む**でしょ。だから、後悔はたぶん今のところしないかも。自分でみんな選んできた道だから。人に言われて、勧められ、まあ勧められても何にしても、自分で最終的には決断して選んだ道だから、**私にとって後悔はない**と思う。恋愛も同じ、後悔はないの。

筆　者：ないの…。

聖子さん：失恋しても何にしても、そのときは一生懸命だったから、後悔はないの。もうね、私って、点じゃ収まらない人間なの、**最期が**、点、こう（指先で「﹅」を書く）、

筆　者：点じゃ収まらない？

聖子さん：丸って（指先で「○」を書く）つかないと。すべてがね。何しました、点。であと、ちょんちょんちょんちょん（指先で机をとんとんとんとんと叩く）っていうような曖昧な感じだと、人生がだめになる、**最期きちんと丸で**（指先で「○」を書く）終わら

ないと。いっこいっこが。だからね、**後悔がないの**。それは人にとって大変迷惑なこともあるかもしれないの。**自分にとっての丸だから**。相手にとっての、ね、相手にとっての、

筆　者：丸かどうかはわからない。

聖子さん：そ、わかんないの。相手にとっての丸じゃなくて、**自分にとっての丸で**、これって、自己満足でいいわけだから。そうやってきたから、**後悔はあまりないかもしれない**。

　インタビューが進んでも、この引用の冒頭にあるように、聖子さん自身の置かれている立場は前提とされる。治せないものは治せない。これを前提として、現実を「ちゃんと」見て知ることは、医師に「ちゃんと」伝えることであったが、「きちんと」生きることや、「きちんと」死ぬことにも関わってくる。

　この「ちゃんと」「きちんと」とは、聖子さんにとって人生におけるキーフレーズであり、がんに罹患する前の経験から、人生を締め括る最期に至るまで貫かれる。もちろん、今この時も、死が近場にあるがゆえに、ときに辛さが増し、静かに内にこもって時間をやり過ごしたりもするが、他方で、死の近さは、「それが私です」と言えるほどに、「きちんと」生きることを求めるのである。聖子さんの生きる流儀のような「きちんと」は、最期のときに「後悔」をしないための先手である。

　さらに、最期を締め括る「丸」は、「相手にとっての」ではなく、「自分にとっての」である。最期のときには、自分は死に向かい、ひとり召されていくということであろう。ふたりで苦しむことはもうできない。だから、聖子さんは、「今」という時間を使って、晴夫さんとともに「いずれ」が訪れることを分かち合い、苦しみを先取りしようとするのである。

死はここにあると今ここで捉える

　聖子さんは、死の捉え方ついて、テーブルの上に両方の手掌を自分のほうに向けて置き、その手を重ね合わせて語り始めた。

聖子さん：ちゃんと、行く先の、天上界っていうか、**死がここにある**と（重ね合わせている手を自分よりも離れた位置にもっていく）。**それ**（死）をきちんと**ここで**（今ここで）**捉えられる**と（片手を自分のほうに引き寄せ机をとんとんとたたく）、今現在を**きちんと**、**また生きられる**んです、大切に。だから死を考えるってことは、大事なことだと思うんです、私自身は。この立場だから余計ね。

　生きることだけでなく、死もまた「きちんと」と捉える。それは、ひとつの面上で、死がある「ここ」と現在の「ここ」という2時点を同時に捉えるということである。それが今を生きることを可能にしている。今という「ここ」だけではない。死のある先だけを見るのでもない。生きている「ここ」から、死がある「それ」を見ることが現在を「また生きられる」ことになる。この「また」には、自分の行く先に「死がここにある」と認識されたときに、改めて生き直されてきた経験が含意されている。

　そして、語りは、「今」に焦点化していく。

聖子さん：元気で日常生活が送れて生かされてる（…）これは喜ぶべきことだと思って享受してます。**いずれ**私もできなくなることが、ひとつ増え、ふたつ増えしていく時期が来るんだろうなあってことはどこかであるんですよ。だけど今はできるじゃないって。**いずれ**できなくなるんだったら、できることは今ちゃんとやりましょうって、いつも思うの。
筆　　者：いずれっていったところも頭にありつつも、今できることがあるっていう。
聖子さん：今、だって生きてるって、**今**じゃない。前も言いましたけど、朝起きて、**いつもと同じようなことができる**のが最高の喜びだって。でもこれが、**元気なときは当たり前**だったんですよ、そんなこと。考えもしなかった。だけど、こうなってからは、**本当に日常生活って幸せ**なんだなあって、**いつもと同じ生活を送れる**っていうことはどんなに素晴らしいことだと思ったの。今日と同じ日が明日来るとは、**限らない**わけでしょ。今はたぶんないとは思いますけど、やっぱりこういうこと（がん）を抱えていれば、何か突然、襲ってくることもあり得るわけでしょ。**想定内**のなかには入れとかないといけないわけでしょ。だからやっぱり、

朝**いつもと同じ**ように起きられたことに感謝し、っていう感じですかね。

　がんに罹患する前の「元気なとき」と「今」とでは、「いつもと同じ」日常の保証のされ方が違う。元気なとき、それが来るのは「当たり前」であり、来なくなることなど疑うこともなかった。しかし、「いずれ」できなくなるという未来が置かれた今となっては、今日と同じ日が明日も来るとは「限らない」。

　聖子さんが「今」を強調して語っているように、いつもと同じ日常は、当然ではなく、有限であることを実感したとき、今という時間の価値は高まる。「いずれ」がいつくるのかは不確かであり、がん進行のサインを突然認めたとしても、それをまた想定内に収めていくしかないなかで、聖子さんは、いつもと変わらぬ日常を生きることができる幸せを享受している。

4　生の際を生きるとき

　この研究の目的は、がんの進行を抑える治療の継続が難しくなりつつある人の語りから、個々の経験を記述することであり、研究参加者の語りをカテゴリーとして分類する手法をとっていない。一見ばらばらのように見える個々の経験であるが、ここに取り上げた3名の語りは、ある程度の共通性をもつ経験としてまとめることができる。

生の際

　研究参加者は、現代医学ではがんは治らないという事実を誇張するでもなく、過小評価するでもなく、自分のいる世界をそれぞれに語った。たとえば、自分の足で乗り込んだという「新天地」「混沌とした」「底なし沼」、何が起きても想定内に収めるしかない自分の「置かれた立場」である。研究参加者が経験している世界は、いつでも死に転じる可能性をもつ〈生の際〉にあり、「魔法」や「奇跡」「努力」をもってしても覆ることはない。

空間的な位置づけと時間的な推測

　死は、「それがある」「ここにある」と語られたように、自分のいる空間にまずもって置かれる。さらに、それが「近寄っている」「近場にある」という表現から、かなり近くに位置づけていることがわかる。一方で、死が「いつ」来るのか、自分には「どのくらいの時間」が残されているのかを問うのである。これが可能になる状況を考えると、死はまだ目の前には現れていないということになる。つまり、死を近くに位置づけてはいるものの、それがまだ見えないために、自分のもとに到来する時期を判断するのに推測の域を出ない状況にあると言える。

　しかしながら、死は、遠のくことはなく、近くという距離を保っている。春さんは、死に転じる可能性のある生の際を経験していたし、聖子さんは、死と今とを「ここ」と指し示すことができる範囲で捉えていた。ひかりさんは、人生が「だんだんだんだん完成形に今は近づいて」きたと語っているように、死は遠ざかることはない。この病期で経験される死は、近くにあるがために、それに曝され続けるという特性をもつ。

2つの主体性

　そして、近づいてくるのは死のほうである。春さんは、死後の世界が「早く来るか、遅く来るか」、有限の期日が「来たのであれば」と語り、聖子さんもまた、死が「近づいて来たとなったら」と語っている。

　このように死は、人が主体とならない近づき方をするが、人が死の近さを「感じとれ」て初めて、それが近づいて来たと「わかる」ものとなる。これについては、聖子さんがよく語っている。人が死に近づいていき、それを認識するのではない。

　死が近づき、人がそれを認識するという、二分された主体性を負っているために、実際に死が訪れたとき、その事実と認識は、合致しないかもしれない。なぜなら、死自体には実体がなく、人がそれをどう認識するかによって影響を受けるからである。

他者不在の未踏の地

　研究参加者は、死に転じる可能性をもった生の際という世界を経験してい

た。しかし、他者には、それがどのような世界か「絶対にわからない」し、哲学が違うと全く理解されない。他者のいる「向こう」の世界との「落差」もある。春さんは、自分のいる世界について、他者に話したとしても共有した状態というのは「ずっとは続かない」と語った。他者は、研究参加者と違って、生の際という世界から離れることもできるのである。つまり、研究参加者の視点からみれば、自分が経験している世界は、他者には未知のものということになる。他者にはその世界が見えていないのであるから、研究参加者と他者がともにそこに立つことは難しい。

　もちろん研究参加者にとっても未踏の地である。だから、研究参加者は、その世界に住まう新たな方法を探したり、感情を揺るがす出来事に出会う瞬間を待ち望んだり、幸せの感受性を高めたりしながら、自らの力で未踏の地を切り拓く方略をとっていた。

■■■■ 自己防衛

　生と死がともにある世界で、死の恐れを感じとったときには、現実世界から退避したり、リアルタイムを外したり、静かに自己の内にこもったりしながら、時間が過ぎるのをひたすらに待ってやり過ごしていく。ここでは、皆同様に、自己の外ではなく、自分の内に没入していくという方法をとる。恐怖に応戦するのではなく、〈自己防衛〉の体制を構築していく。

恐怖のない世界への没入

　近くに死があるということは、その恐怖をより近くで感じるということである。研究参加者が経験している死の恐怖は、日常生活の「合間合間」に「必ず」「たびたび」「全部連なって」現れては、「しばらく」続くという特性がある。進行がんという事実をもった現実的な世界で、恐怖は研究参加者を捕らえて離さない。

　このような世界に住むには、その恐怖から自分を守る「防衛」体制をとっていかなければならない。道具を用いて死の恐怖のない「他の世界」に「没頭」したり、現実の世界から「離れる」ためにまずは身体を動かすことに「集中」したり、静かに自分の内に籠ったりと、それぞれが馴染んだ行動をとる。それぞれのや

り方は違うが、没頭や集中、籠るという様態から、恐怖から自分を引き離すように、自己の内へと没入していく。また、この恐怖という経験は、他者との共有ができないために、他者の関わりのないところで単独で行われる。

　この「防衛」体制が有効なのは、がんで病んだ体と精神とを分けて捉えているためである。特に聖子さんの「身体はがんに侵されていても心は病んでいない」という語りに現れている。研究参加者は各々の表現で、精神の「防衛」体制について、「精神の克服」に向けた「自分が行えるケア」「精神面の、自分ができる治療」「心のバランスをうまく保つための術」と明言している。死がもたらす恐怖を回避する体制をもつことは、精神を健全に保つための防衛線ともなる。

　生の際という世界に住むというとき、それは死をめがけて生きているということではない。研究参加者は、その事実に立っていることについては逃げも隠れもしていないが、恐怖から自分の精神を守るために現実世界から隔絶された世界へ、そのスイッチを切り替えていた。

外されるリアルタイムの効果

　恐怖という感情に対峙したとき、研究参加者は、そこから回避するように自己の内に没入していくのだが、これをひかりさんは「リアルタイムを外す」と語る。そうしているうちに、時間は過ぎて、恐怖の強さは変わる。聖子さんは「さあっと晴れる」ことを、ひかりさんは「それを受け止めた」ことを、春さんは「紛らわす」ことができたことを実感している。ただ、恐怖は日常の「合間合間」に感じられるのであるから、没入という手段によって現実世界から別の世界へ「次から次に」つくりだす必要がある。

■■■■ 新たに生きる

　研究参加者は、「新たな」味覚を探したり、今までとは違う「新たな」考え方を必要としたりした。また、死を考えることは今をきちんと「また生きられる」ことでもあった。生の際という世界では、これまでとは違う〈新たに生きる〉ことが求められた。

人生にかかわる他者存在

　生の際という世界が、他者不在の未踏の地であるがために、研究参加者に必要だったのは、生きる根拠だった。たとえば、自分の記憶を孫に残す、いつもと変わらぬ日常を夫と過ごす、娘の存在で人生を完成させることであった。このことが、死の恐れに襲われようとも、若い頃からのチャレンジ精神を最期まで貫くこと、人生をきちんと丸で締めくくること、人生のジグソーパズルを完成させることを可能にしていた。研究参加者は、生きる根拠となっている他者を自分の人生全体を通して深く関わらせていた。

人生の完成形

　死に逝くことにかかわる語りでは、亡くなる直前が意識に上る。ひかりさんは、人生を評価するのは「最期、自分がその世界（死）に向かうとき」と語っているが、自分という主語が付されたのは、死に向かう最期について語るときである。聖子さんも、自分を主語として「死んでいきたい」と語ったのは、「最期の最期」という時点について語ったときである。この「死んでいきたい」という語りには、「神様が私を連れて行ってくれる」というフレーズが続く。そして、春さんは、「それ（死）は受け入れなくちゃならない」のは「有限の期日が来た」ときであると語っている。つまり、研究参加者にとって死に逝くというときは、生命が尽きるときを意味している。

　死に逝くことよりも研究参加者の語りは生きることに溢れている。「人生の完成形」に向けて「味わい尽くす」こと、「きちんと丸（句点）で」人生を締めくくるために「きちんと」生きること、「生きることにチャレンジ」すること、である。このことは、決して死を無視しているのではない。生の際にいることは事実であり、死が回避できないものであることもわかっている。聖子さんが「死がここにあると」「きちんとここで（今ここで）捉えられると、今現在をきちんと、また生きられる」と語ったように、死を位置付けておくことは、進行がんという新たな世界を生きるのに必要であった。

＊

　以上、3名の語りから、がん治療の終わりに近づいた人の経験をまとめた。

研究参加者は、生の際という世界で、死の恐れに対する自己防衛体制を構築しながら、新たに生きるという経験をしていた。

III

死が自覚された
世界を生きる

1 死の自覚と自己への配慮

　がん治療の終わりに近づいたとき、いつかは死に転じる可能性をもった生の
際という世界を経験する。この時期にある人は、がんの再発を認めた人のよう
に、死をもしものと仮定することはできなかった。死は仮定できるほど遠くには
ないからである。

　とはいえ、がん治療をやめ、緩和ケアが中心になる時期に経験された私の
死とも異なる様相をもっている。生の際という世界を経験しているのは、「僕た
ち」や「そういう人たち」であると語られたように、私も含めた進行がんを患う人
たちであった。ときに死は「それ」という指示語でも語られている。このように私
の死として語られないことは、死に背を向け、現実を否認する状態とは異なる。
彼らは死が近くにあること自体を否定しているわけではなかった。死がそこに
あるとしながらも、そのときどきに現れてくる死の恐れに脅かされないように、死
と適切な距離を保っておくことが、今を生きるために必要なのである。彼らに
とって大事なのは、他者との人生を生きることであり、死を私のものとするには
あまりに近すぎるのであろう。本研究において、私の死が可能になっていたの
は、他者の記憶のなかに生きようとするときであった。

　ところで、進行がんを患う人が、自分の死を自覚し、それをどう位置づけよう
とも、彼らは死に向かっているわけではなかった。がんの再発を認めた時期に
は、死はもしものと仮定されたまま、他者とともに生きることが優先されていたし、
私の死を経験する、緩和ケアが中心になる時期には、死後も他者のなかに生
き、他者の力になれるように、最期まで懸命に生き抜くことに価値が置かれて
いた。がん治療の終わりに近づいた人は、他者との人生を完成させるべく、生

	がんの再発を 認めた時期	治療の終わりに 近づく時期	緩和ケアが 中心になる時期
死の自覚	もしもの死	生の際	私の死
他者との関わり	他者とともに生きる	他者との人生を生きる 未踏の地を生きる	他者のなかに生きる

進行がんを患う人が経験する死の位置づけと他者との関わり

きることに専念していて、いつかは死のほうが自分に近づいてくると語った。こうした彼らの経験は、'死に逝く'などという概念には到底当てはまらない。

そうはいっても、死を自覚して生きることは容易くない。がん治療の終わりに近づいた人にとって、死は、もしものと仮定できるほど遠くにはなく、一人称で語るほど近くにはない。このような狭間で、生きることに専念しようとするならば、死の恐れをうまくかわす必要がある。それに曝され続けることは、病んでいない精神までも不安定にさせるかもしれないからである。

そこで、研究参加者は、死の恐れを感じる生の際とは別の世界をつくり出し、そこへ自分を逃がして死との距離をとる、自己防衛という方略をとっていた。ウクレレの演奏や家事、神経回路遮断という行為を起こすことによって、没入し、開かれる世界である。

この方略は、がんの再発を認めた人とは異なる。再発時には、今ここに他者とともに在ることが志向され、死の恐れが現れるのを防ごうとしていた。しかし、生の際という世界にあるときには、自分ひとりが立つ地であるために、他者の力を借りることができない。もちろん他者の存在は、自分の人生を形づくったり、自分が生きる根拠となったりするが、それだけでは、日常の合間に顔を出す死の恐れに対処することは難しい。そのため、新天地という未踏の地に足を踏み入れたパイオニアとして、あるいは自分の健康のプロデューサーとして、それが私ですと断言するオブザーバーとしての役割を自分に課しながら、生の際で自分を生かす術を学ぶ必要があった。そのひとつが、別世界への没入という方略であった。

別世界への没入が一つの方略であるとして実感されるには、直感的に生きる本能を働かせ、解決したと解釈可能になるまで時間が経つのを待つ必要があった。がんを患う人が生と死について考えないでいることはむしろ不自然なことであるかもしれないし、生と死が人生をかけて考える哲学的な課題であることを前提とするならば、この研究参加者のように、精神疾患を有しない限りにおいて、本能のままに、時間をかけて自分なりの解決を見いだすことは、重要なプロセスであるかもしれない。

このように他者でなく、自分自身を気遣うことについて、Foucaultは、『自己

への配慮』において、「人間が自由で分別をもつからには、自然のなかで人間は、自分自身への配慮をゆだねられた存在なのである[1]」と述べている。がん治療の終わりに近づいた人は、他者が存在しえない生の際にいるからこそ、自己防衛や本能という配慮をもった自分として、その役割に徹していく。このとき、他者との関わり方は、今という時間に接点をもつような、他者とともに生きるというよりも、自分の人生全体にかかわりをもつような、他者との人生をどう完成させていくかが重要になっていく。

　そうであるとはいえ、時間は貴重であるし、有限である。死の恐れに苦悩するのではなく、他者との人生を生きるために多くの時間を費やすほうがよいはずである。進行がんを患う人が経験する死の恐れは、容易に解決できることではないが、死を自覚して生きる人にどう率直に誠実に応えるかを考えなくてはならない。

2　自覚された死について語り合う

　これまでの研究を通して、死を自覚したときの語られ方には、各病期によって特徴があることについて指摘をしてきたが、死を受け止めていく過程としてこれらを位置づけなおすことには注意を払わなくてはならない。過程とすることで、死は受け止めるべき方向へと目標が置かれてしまう可能性があるからだ。確かに緩和ケアが中心になる時期には、第Ⅰ章で述べたように最終的に人は死の受容に至るかもしれない。しかし、がんの再発を認めた人やがん治療の終わりに近づいた人は、他者との価値ある時間を生きることが可能になるように、無視できない死とのほどよい向き合い方を模索しなくてはならなかった。このときに問題となっていたのは、どのような態度で死を自覚して生きるかであった。Bennerが言うように、「死は、問題解決ということを語れるような'問題'ではない[2]」のであり、受容を目標とするだけでは解決は図れないだろう。

　こうした死の自覚をどう語り合うのか。緩和ケアや意思決定支援を行う医療者にとっては重要な課題である。これまで進行がんを患う人の経験を記述してきたように、'死に直面する'という経験は、病期によって少なくとも3つの様相が

あり、研究参加者は死に準じる言葉をそれぞれにもっていた。彼らが、死の恐れに脅かされないだけの距離を保ち、自己を護っていたことを考えれば、彼らが用いた言葉、すなわち受け入れられる表現を使うことはコミュニケーションを開く鍵となるはずである。

'終末期'や'人生の最終段階'、'エンドオブライフ'といった用語は、他者が表現したものであり、今まさに自分の死を自覚している人からすれば、そのように経験されているとは限らない。本研究の手法がそうであったように、語られる言葉に注意深く耳を傾け、死に準じる言葉をキャッチすることができれば、死という言葉を使わなくても語り合うことができる。このように死が自覚されるなかで話し合いが進むとき、どう生きるのか、ケアを探るヒントを得ることもできるはずである。

ただし、死の自覚を語るにはタイミングがそれぞれにある。緩和ケアを受けている人はインタビューの始めから私の死として語ることができたが、がんの再発を認めた人やがん治療の終わりに近づいた人は、雑談ともいえる会話のなかで語り始めている。医療従事者としての構えは潜めておいたほうがよいのはもちろんのこと、死の自覚が価値ある時間をどう生きるかを方向づけるとはいえ、語る準備の整っていないときに、他者がむやみに開示することは控える必要がある。

死について話すことの難しさは多分にあり、家族や親しい人と話せるとは限らない。がんを患う人にとって、死を話題にすることは、よくないほうへ向かってしまったことを認めることでもあるため、親しい人との間に緊張を生じさせるような話題を避ける傾向にある[3-4)]とも言われる。医療者に話すことも容易ではないはずである。それでもなお、生の際でさらなる孤立に追いやらないように、関心を寄せて行動を起こすことをあきらめてはならない。

がん治療の終わりに近づいた人は、死の近さを感じていたものの、生きることにしっかりと方向づけられていた。この結果は、終末期にある人を対象とした研究と類似している[5-9)]。本研究に参加したひかりさんは人生を「味わい尽くす」と表現した。この言葉を借りるならば、最期まで自分が自分の人生を生き尽くしたと感じられる看護を展開していくべきだと考える。しかし、これはとても

主観的な課題である。外から見れば、生きることを主張するあまりに、現実に背いているかのように見えることもあるかもしれない。しかし、現象学的に解釈すれば、背いていること自体、現実を認識している証しともなる。また、第3章で述べたように誤解を恐れずに言えば、他者である我々は彼らの世界がわからないのである。まずは、がんを患う人が経験している事実から逸れずに、理解することに努めていく必要があるだろう。

3 研究結果の応用

　最後に、がん治療の終わりに近づいた人の経験における結果の転移可能性（transferability）について触れておきたい。診療科の特徴およびがんを患う人の属性においてそれは限定的であり、次のことを考慮にいれておく必要がある。① 研究参加者は診療科を外科から腫瘍内科に変更した経緯があり、腫瘍内科医の診療を受けている環境にあること、② がん治療の終わりに近づいていることを理解している患者であること、③ 医師が終末期であると判断していない時期であること、④ 50 〜 70歳に限られること、⑤ Performance Status が保たれていること、⑥ 精神的な疾患を有していないことであること。こうした状況を加味したうえでここに紹介した経験を他に転用し考えることができる。

　また、死にかかわる経験についてがんの再発転移以降を"過程"として捉えるのであれば、縦断的な研究を改めて行う必要がある。これまでの知見から少なくとも3つの様相があるという可能性を指摘したが、これは横断的に行われた研究でありその過程を保証するものではないからである。

〈引用文献〉

1）――Foucault M.（1984）：性の歴史 自己への配慮, 田村俶訳, 新潮社, 1987.

2）――Benner, P. & Wrubel, J.（1989）：現象学的人間論と看護, 難波卓志訳, 医学書院, 2011.

3）――Chekryn, J. : Cancer recurrence: Personal meaning, communication, and marital adjustment. Cancer Nursing, 7（6）, 491-498, 984.

4）――Lewis, F. M., & Deal, L. : Balancing our lives: a study of the married couple"s experience with breast cancer recurrence. Oncology Nursing Forum, 22（6）, 943-953, 1995.

5）――射場 典子：ターミナルステージにあるがん患者の希望とそれに関連する要因の分析. 日本がん看護学会誌, 14（2）, 66-77, 2000.

6）――久野 裕子：終末期がん患者の希望. 高知女子大学看護学会誌, 27（1）, 59-67, 2002.

7）――濱田由香, 佐藤 禮子：終末期がん患者の希望に関する研究. 日本がん看護学会誌, 16（2）, 15-22, 2002.

8）――Mok, E., Lam, W.M., Chan, L.N., et al. : The meaning of hope from the perspective of Chinese advanced cancer patients in Hong Kong. International Journal of Palliative Nursing, 16（6）, 298-305, 2010.

9）――Reynolds, M. A. H. : Hope in adults, ages 20–59, with advanced stage cancer. Palliative and Supportive Care, 6, 259-264, 2008.

Appendix [付記]

I 研究の目的と意義

研究目的

　本研究の目的は、がんが再発または転移していくなかで、その進行を抑える治療の継続が難しくなったとき患者はどのように自分の経験を語るのか、語られた内容全体から経験を記述することであった。

研究の意義

　本研究で用いる現象学的アプローチは、研究者に医療の場では疑うこともない当たり前のことを自覚させながら、事象（患者の経験）に忠実になることや常に患者の視点から分析することを求める方法である。このような方法論をとることで、がん治療の継続が難しくなりつつある患者の立場にたった理解にできる限り接近することが可能となる。

　研究の結果として、がんを患う患者が経験する世界を鮮明に描き出すことができれば、患者とよりよい関係性を構築しようとするときの手がかりになると考える。たとえば患者が発した何気ない言葉を拾いあげたり、その場に応じた言葉で患者に語りかけたりすることのできる能力を養うための基礎的な資料として提供できる可能性がある。

　また、緩和ケアの移行を検討している患者と言語化できないほどの苦しみや未だ顕在化していない希望を共有したり、患者が最期まで自分らしく生き抜くことを支える看護を検討したりするための示唆をもたらし、今後の看護に貢献できる可能性がある。

II 研究の具体的な方法

研究デザイン

　本研究では現象学的アプローチを用いた。

研究協力施設

　一般病院1施設の腫瘍内科に協力を依頼した。

■■■■ 研究参加者

　本研究では合目的的サンプリング（purposeful sampling）を用いた。質的研究で課題となるのは、サンプリング数でなく研究参加者から得られる情報の質であり、サンプルサイズが大きすぎると、質的研究特有の個の多様性の理解を深めていくような詳細な分析をしたと断言ができなくなる[1]。Morseは質的な研究方法を用いる場合、参加者数を決める原則は研究デザインとデータの質（研究参加者1名当たりの面接回数およびデータ量）であり、おおよそ6-10名で設定することを提案している[2]。また、現象学的研究においては収集されるデータの量にも依存するが、少なくとも3人の被験者が必要である[3]。

　本研究では、固有の経験に焦点を当てた現象学的アプローチを用いること、研究参加者1名につき複数回の面接を行うため、1名あたりのデータ量が豊富となることを考慮し、患者4名に参加を依頼した（表1）。選定基準は以下6項目とした。

① がんが再発転移し腫瘍内科で治療を受けている

② 薬物療法による腫瘍の縮小効果や副作用の影響などから、医師が標準的治療の継続が難しいと検討を始め、そのことについて説明を受けた

③ 終末期ではない

④ 年齢はおおよそ45 ～ 70歳

⑤ Performance Statusスコア0 ～ 2

⑥ 本研究の参加に医師の許可および患者の同意が得られること

	性別	年齢	病名		診断からの期間	治療 *は面接開始時の治療	緩和ケア科併診の有無	PS	同居
A	M	70	膵頭部がん	肝転移 肺転移	2年9ヶ月	膵頭十二指腸切除術 化学療法* 陽子線照射	無	0	妻
B	F	54	乳がん	肺転移 肝転移 骨転移 リンパ節転移	11年4ヶ月	胸筋温存乳房切除出術 ホルモン療法 化学療法*	無	0	娘
C	F	53	乳がん	リンパ節転移 腰椎転移 肝転移 肺転移 胸膜播種 多発性脳転移	15年2ヶ月	乳房部分切除術 ホルモン療法 放射線療法 化学療法*	有	1	弟
D	F	64	乳がん	局所再発 胸骨・腸骨転移 リンパ節転移	21年8ヶ月	胸筋温存乳房切除術 ホルモン療法 化学療法* 放射線療法	無	0	夫

［表1］研究参加者の概要

ただしがん種は特定しなかった。除外基準は、治療の継続に強い望みをもつ者、親族を亡くしたことが強いロス体験となっている者、精神的に不安定であると医師が判断した者、精神疾患を有している者、身体的苦痛が強い者とした。

■■■■データ収集方法

研究参加者の基礎情報

研究参加者を把握するために診療録閲覧の許可を得た。診療録より年齢、診断名、がんと診断を受けた年、治療内容とその経過、病気や治療に関する説明内容の情報を得た。

非構造化面接法

非構造化面接法を用いた。面接回数は3回程度、おおよそ1カ月半をかけて行った（表2）。終了後に分析された結果について内容の真実性を尋ねるために、メンバーチェック（後述）を行う時間をもった。

1回目の面接は、ラポールのきっかけをつくることを目的とした。インタビューは自然に始まっていることが多かったが、そうでない場合は「がんと診断されて以来、どのように過ごしていらっしゃったのですか？」という問いから始めた。複数回に分けて面接を行うので、1回目ですべて語り切らなくてもよいことを告げた。

2回目以降の面接の間隔は、研究参加者の都合や体調に合わせ相談のうえで決定した。インタビューは自然に始まったが、そうではない場合は「前回の面談で話し足りなかったこと（つけ加えること）はありませんか？」あるいは「ここ数週間、どのように過ごしていらっしゃいましたか？」という問いから始めた。

どの回も患者が語るままに聴くことに徹し、必要に応じて語られた内容の詳細について適宜質問をした。また1日に行う面接の人数はひとりの体験に集中できるよう1名とした。

データの記録

	インタビュー回数	インタビュートータル時間	トランスクリプト（ページ／文字数）
A	3	3時間23分	46 ／ 54,670
B	3	7時間16分	82 ／ 107,808
C	3	2時間40分	28 ／ 28,652
D	3	4時間16分	63 ／ 80,358

[表2] 研究参加者の概要

インタビューの内容は、研究参加者から了解を得てICレコーダーに録音した。録音したインタビューの内容は、筆者の記憶が新しいうちに当日から翌日のうちに書き起こした。

■■■■データ分析方法

本研究では、方法論と手順の違いを認識した上で、研究の透明性を得るために、Colaizzi[4]が示した手順をもとに、現象学の専門家である村上[5][6]の論考を参考にし、本研究で用いる分析方法を修正した。質的研究ではルールや手順を守ることに関する厳密性はないという指摘もある[7]が、「研究を開始し、推し進め、達成させる[8]」ような記述の手順を用いることは可能ではないかと考えた。手順の提示は分析を進めるための標であって、方法論を提示するものではなく、分析自体は、何の制約を受けることなく、体験が示すままに分析を進めた[9]。

■■■■真実性の確保

長期的な関わり

研究参加者との面接は複数回にわたって行った。またピア他メンバーと審議を重ねる度に記述を修正し、上述したデータ分析の手順を何度も繰り返した。

ピアディブリーフィング

現象学に長けている哲学者、Heideggerを専門とする哲学者、看護学者や看護師と議論する機会をもった。関連のある研究会に結果を提示し、方法論が堅実でかつ適切に用いられているか、データに根拠を置いているか、分析に研究者のバイアスがかかっていないか、提示した記述とは別の説明が可能か、文脈から捉えられる構造は何か、臨床現場において理解が可能かなどについて議論を行い、修正を加えた。

メンバーチェック

3回目の面談を終えた後、分析した結果を渡して口頭で説明しその内容を確認した。このとき、他の研究参加者の経験をまとめた結果を見せて説明しても、研究参加者はその結果のなかに自分が経験したことの事実を探そうとするため、理解が得られにくいこともある[10]。したがって、説明時には研究参加者自身の経験のみを記述した資料を提示することにした。

自分の経験について文字に書かれたものを読むときには、これまでの経験が想起され

感情が動く可能性があるため、研究者は研究参加者の反応を見ながら記述された事柄に説明を加え、その内容を確認した。この時点で経験を記述した資料は渡さずに回収した。

また、人は日々経験の意味を見つけて整理しようとしていることから、これまでに語られた内容が時間とともに変化している可能性もあり[11]、修正などの申し出があった場合にはそれに従うこととした。

■■■■ 倫理的配慮

「人を対象とする医学系研究に関する倫理指針」などを遵守し、人権擁護に配慮し、聖路加国際大学研究倫理審査委員会の承認を受けて実施した。

〈引用文献〉
1）── Sandelowski, M. : Sample size in qualitative research. Research in Nursing & Health, 18, 179-183, 1995.
2）── Morse, J. M. : Determining sample size. Qualitative health research, 10(1), 3-5, 2000.
3）── Giorgi, A.（2009）：心理学における現象学的アプローチ, 吉田章宏訳, 新曜社, 2013.
4）── Colaizzi, P.F. : Psychological research as the phenomenologist views it. In Valle R. S., King M.(Eds.), Experimental phenomenological alternatives for psychology, pp.48-71, Oxford University Press, 1978.
5）── 村上靖彦：摘便とお花見 看護の語りの現象学, 医学書院, 2013.
6）── 村上靖彦：第2章現象学的研究の方法—哲学の視点から, 現象学的看護研究—理論と分析の実際, 57-64, 医学書院, 2014.
7）── Sandelowski, M. : Rigor or rigor mortis: the problem of rigor in qualitative research revisited. Advances in nursing science, 16(2), 1-8, 1993a.
8）── Van Manen, M. : Researching Lived Experience: human science for an action sensitive pedagogy, The State University of New York Press, 1990.
9）── Omery, A. : Phenomenology: a method for nursing research. Advances in Nursing Science, 49-63, 1983.
10）── 前掲[1]
11）── Holly, I., & Wheeler S.（1996）：ナースのための質的研究入門, 野口美和子監訳, 医学書院, 2006.

⊙ **解 説**

言葉は死に向き合う
—— ハイデガー存在論の視角から

齋藤元紀（高千穂大学人間科学部 教授）

「旅立ちしものの、一人としてもどってきたためしのない未知の世界」。生きるべきか死ぬべきかという二者択一に迫られたハムレットに、シェイクスピアは死の世界をこう語らせる。誰もが知っている未知の世界への旅立ち、この奇妙な逆説をわれわれにまざまざと突きつけてくるのが死である。死は古来より哲学の一大テーマであるが、わけてもハイデガーが『存在と時間』において示した死生観は、以後、現代哲学のみならず、各分野にも甚大な影響を与えてきた。看護学の分野においても、ハイデガーを踏まえたベナーとルーベルの『現象学的人間論と看護』は、いまや古典となっている。

本書で川端氏も、このベナーとルーベルの理論を踏まえつつ考察を進めている。まず目を引くのは、「希望」に対する慎重な姿勢である。一般に患者は、たとえ病状の深刻な時期にあってさえも回復への希望を持ちうるし、また持つべきだと想定されている。しかしベナーとルーベルは、そうした希望の一般化がときに患者個人の状況と問題を無視しかねない点に警告を発した。氏も同様に、希望の重要性を認めつつも「致命疾患の自覚の時期」においては「希望が見失われる」という事実に着目する一方、さらにそこでの「死にかかわる語り」の豊穣さにも目を向ける（3、4頁）。本書を貫いているのは、そうした死に向き合う言葉を丹念に解きほぐし、がん患者の経験から決して目を逸らすことなく、事象そのものに迫ろうとする誠実な現象学的態度である。

氏は、長年の経験に裏打ちされた「解釈者」としての看護者の立場から、がん患者たちが死に向き合う言葉を見事に読み解き、その経験の過程をわれわれの目の前にありありと描き出してみせる。彼らの息遣いまで伝わるかのような記述は圧巻である。必ずしも明言されていない意味をも的確に汲み取る氏の手腕は、患者の状況と背景への深い理解を窺わせる。その解釈をとおして浮かび上がるのは、進行がん患者が再発後の治療終焉期に遭遇す

る特異な生と死の経験である。「がんの再発を認めた時期」や「緩和ケアが中心になる時期」とは異なり、それらの中間に位置する「治療の終わりに近づく時期」には、死に転じる可能性をもった「生の際」の世界が横たわっている（110頁）。この世界では、死の近さを自覚しつつもそれとは距離をとって生きることが主題となるが、そのさい患者は、他者の力によらず、たった一人でこの未知の世界に踏み込まざるをえないため、日常のなかの「別世界」へと没入するという方途をとる。そこで問題となるのは、現在という時間における他者との共存ではなく、自らの「人生全体」にかかわるような「他者との人生」の完成である（111頁）。

　本書の提示するこの新たな洞察は、「死とその過程」を指摘したベナーとルーベルの理論の枠組みをさらに徹底化するのみならず、ハイデガーの死の分析からも零れ落ちる局面をも描き出すものと言ってよい。ハイデガーによれば「死への先駆」は、あらゆる日常性の価値観や判断基準から離れ、他者とのまったき没交渉のうちにある単独化した現存在によって、自己の不可能性を可能性としてつかみ取ることとされていた。しかし本書の病期の区分に従えば、こうしたハイデガー流の死は、あくまで「緩和ケアが中心になる時期」における「私の死」の経験に相当するものとなろう。これに対してシェイクスピアが描いているのは、一度は死を覚悟しつつも「未知の世界」を前に躊躇い、「慣れたこの世の煩い」に立ち返らざるをえないハムレットの姿である。レヴィナスは『時間と他者』において、このハムレットの苦悩を手がかりに、しかもハイデガーに抗いつつ、死という引き受けきれない出来事に向き合うのは他者との向き合いによると主張した。本書の洞察は、このレヴィナスの主張にも一脈通じるもののように思われる。

　とはいえこの洞察は、本書の価値を減じるどころか、むしろ決定的に高めるものだと言わねばならない。事象をめぐる氏の誠実かつ徹底した現象学的

分析が、ベナーやルーベル、そしてハイデガーによっても十分に捉えられていなかった死の重要な一局面を独自に掘り当てたという点は、驚異であると同時に、今後の看護学にとっても不朽の功績となるに違いない。もっともハイデガーも、のちの遺稿『黒ノート』のなかでは、『存在と時間』の死の分析がすべてではなく、死はいっそう深遠な存在の到来であると述べている。もしわれわれの存在の深層に横たわるまったく未知なる他者が、実はわれわれにもっとも固有な存在をもたらすものだとすれば、かの死をめぐるかの奇妙な逆説は果たしてどのように考えられることになるだろうか。未知の世界にふさわしく、死にはなおも多様な局面が伏在している。しかしこの謎を解く鍵も、すでに本書が示したとおり、死に向き合う豊穣な言葉のうちに潜んでいるのである。

あとがき

　がん治療の終わりに近づいた方々の語りの分析を進めるなかで、一度だけ涙がどうにも止まらなくなったことがある。博論の提出を終え、学会誌に投稿するために逐語録を読み返そうとしたときである。これまで分析中に自分の感情が巻き込まれることはなかったが、このときばかりは涙が堰を切ったように溢れてきた。研究に参加した方々がお亡くなりになられたことを、その前に聞いていたからだ。逐語録にある語りは、生への思いでいっぱいだった。ある方のインタビューは、次のような語りで締めくくられている。

> だめだったら、もうさっぱり自宅に帰していただいて。1週間くらいでおさらばすればいいかなと思ってます。ま、そうは言っても、したたかに生きているかもしれない。「川端さん、まだ大丈夫だよ、私は」って。（笑）

　今もまだ、語る口調や話す雰囲気が記憶に残っているが、あの涙は、悲しさというよりも、他の患者さんのためになるならばと、インタビューに応じてくださった方々の気持ちに強く胸を打たれたからだと思う。このときは、ひとまず分析から離れようと、逐語録を綴じているファイルをぱたんと閉じた。

　今回の書籍化にあたり、再分析を行い、推敲を重ねたが、研究に参加した方々の経験を余すところなく、事象を歪めることなく、書くことができただろうか。原稿を書き上げてからずっと自分に問いかけている。療養中の大変な時期にも関わらず、貴重な時間をつかって語ってくださった皆さまに、まずは心から拝謝申し上げたい。

　そして、この研究で用いた現象学的アプローチは、記述がすべてである。語句の意味や、語句と文脈の関係性について、分析の手の内を明かしながら解釈を示していくが、分析は、抽象化というよりもむしろ個別の具体的な細部に向かって進んでいく。ハイデガーの「事象そのものへ！[1]」、ヴァン＝マー

ネンの「絶対に一般化するな！[2]」など、先人たちが残した言葉の真意を汲み取りつつ、個別の細部から構造を見出そうとするのは、いつになっても至難に思う。

こうした事象を見る力を少しでもつけようとするならば、指導や助言、議論が欠かせない。大学院で学問的な刺激と探求心を与えてくださった先生方、視点の偏りや視野の狭さに気づく機会をくださった臨床実践の現象学会やハイデガー研究会の皆さまのお力添えに、この場を借りて深く御礼を申し上げたい。

また、研究を進めるにあたり、臨床現場の医師と看護師の皆さまには、忙しいなかにもかかわらず、一方ならぬご理解とご協力をいただいた。このことにも改めて謝意を伝えたい。

本書刊行においては、菱沼典子先生（聖路加国際大学名誉教授、前三重県立看護大学理事長・学長）、村上靖彦先生（大阪大学教授）に再びご指導を仰ぐ機会をいただき、最後まで支えてくださった。斎藤元紀先生（高千穂大学教授）には、哲学者としてのお立場からご寄稿をお願いしたが、エッセンスを明快にご指摘くださったことで、本書が完結したように思う。先生方の温かなご厚意に感謝を申し上げたい。

さらに、日本看護協会出版会編集部の村上陽一朗さんには、わがままを申し上げて編集作業をてこずらせてしまった。それにもかかわらず暖かく励ましていただき、ご尽力くださった。本当にありがとうございます。

最後に、本書が進行がんを患う人を理解するのに少しでも役立つものになっているのであれば本望に思う。

〈引用文献〉

1）—— Heidegger, M. (1927)：存在と時間Ⅰ, 原佑他訳, 中公クラシックス, 2003.

2）—— Van Manen, M. (1990)：生きられた経験の探求, 村井尚子訳, ゆるみ出版, 2011.

シリーズ〈看護の知〉

進行がんを患うひとが
語る「死」

2023年2月20日　第1版第1刷発行　〈検印省略〉

著者 ──── 川端 愛
発行 ──── 株式会社 日本看護協会出版会
〒150-0001　東京都渋谷区神宮前5-8-2
日本看護協会ビル4階

〈注文・問合せ/書店窓口〉
[TEL] 0436-23-3271
[FAX] 0436-23-3272

〈編集〉
[TEL] 03-5319-7171
https://www.jnapc.co.jp

ブックデザイン ──── 鈴木一誌＋吉見友希
印刷 ──── 三報社印刷株式会社